U0097737

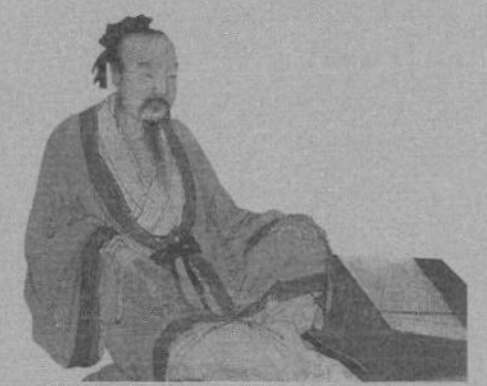

古代宮廷帝王、仙宗、仙道不傳之祕

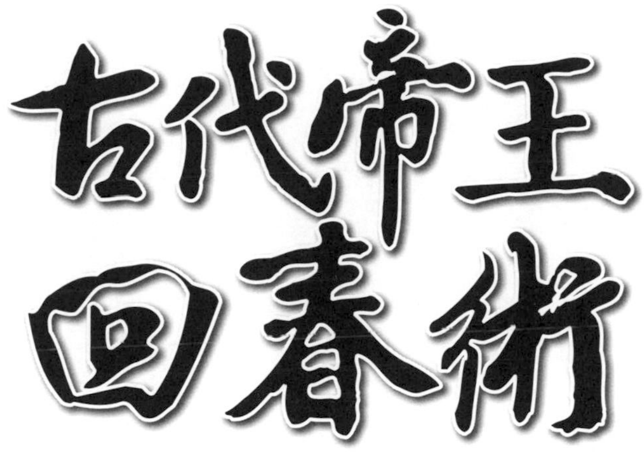

前言

雖然21世紀的人類生活，在物質上是日臻精緻，可隨著文明的建構，而產生了各種公害，以及各項環境污染，所以對人類自古以來追求長壽的願望，也就大打折扣了，生物科技的突飛猛進，無一不是在為人類的健康（免於疾病的侵害）而努力……中國人長久以來對醫學的觀念是——「西醫治標，中醫治本」，所以傳統醫學在這二十年來，又更被重視，同時歐美各國對於中國醫學的屢創奇蹟，也深感不可思議！中國醫學說穿了就是中國五千年的生活智慧所累積出來的經驗果實，因此現今全世界的醫學科技人才都不敢小覷，同時在研究之餘，不斷給予高度肯定的認同！

本書的內容十分豐富，介紹了以往宮廷帝王、仙宗、仙道的不傳之祕，

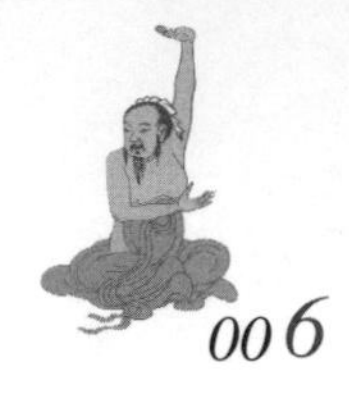

但並非全盤接受，所以對於丹丸、大補湯酒之類並不推崇，對於誇大的壯陽補陰之類的文字，也不加以收錄。

我們是以現代醫學的觀點為篩選的標準，介紹能保持青春、延緩老化與簡單治療疾病的方法，例如：摩擦健身祛病、精力十足運動、呼吸回春術，以及氣功治病養生等等，這些對於現代人而言，都是簡易可行的。

全書所介紹的方法，絕不會讓您浪費一毛錢，然而卻很可能會撿回您一輩子的健康，您何樂而不為呢？

目錄

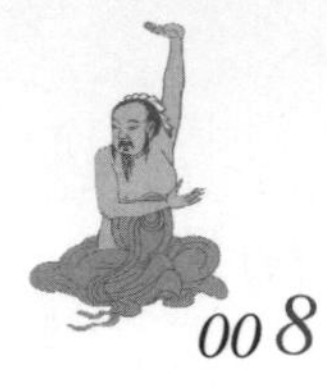

第二章 不可思議的精力十足運動法／85

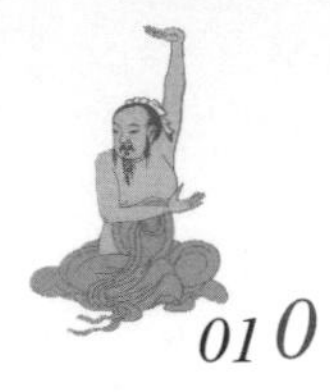

第三章 脫胎換骨的呼吸回春術／135

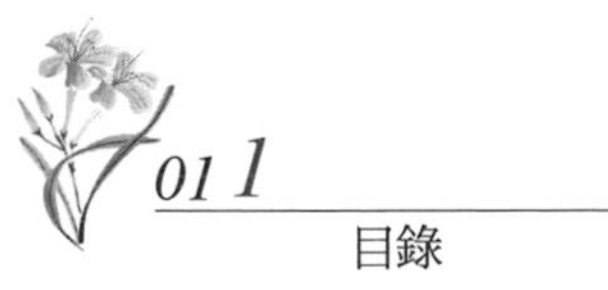

第四章 創造奇蹟的氣功治病養生法／177

第一章
CHAPTER

神奇的摩擦健身祛病法

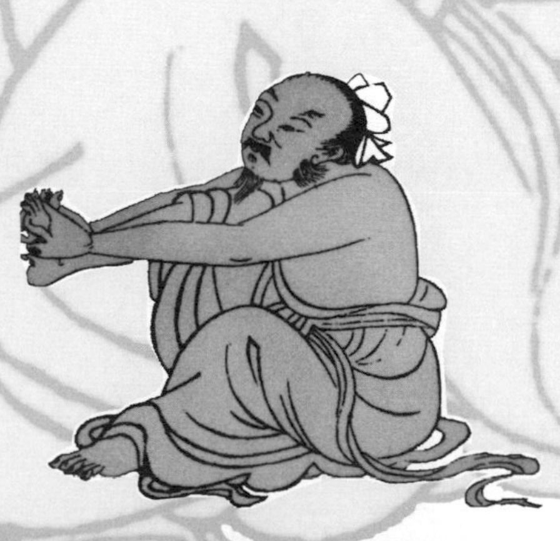

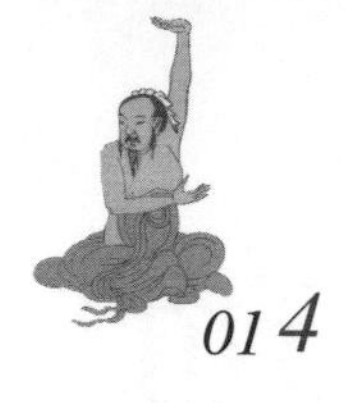

首先要說明的是「摩擦」經穴而達到健身袪病的目的，與目前坊間流行的「按摩」、「指壓」是有所不同的；按摩與指壓的作用大都用於人體的深層部位，諸如各種臟器、關節、脊椎等，而摩擦的作用只是在身體的表層、皮膚與皮下肌肉組織，一般而言，按摩與指壓需要由第三者（或專業人士）來協助完成，而摩擦法則是完全藉由本人的雙手即可實施，實在是一種十分簡便易行的健康方法。

中國古代醫學的智慧

中國古代的醫學技術可是一項對人類文明的巨大貢獻，扁鵲（秦越人）與華佗的內外科醫術，更是讓人歎為觀止。古代醫學利用人體的經絡與穴道，用針灸來治療各種疾病，後來更延伸為用手指對某些穴道進行摩擦，亦能達到強身、袪病的養生效果，諸如此類的行為方法也散見於各種著作之中。

明代李詡《戒庵老人漫筆》卷八中，就提到「保真十功」——

「①靜坐，將兩手指擊頭後枕骨九次，以鳴天鼓；②用嘻噓呼吸各九次，以調元氣；③叩齒三十六，以集元神；④將兩手大指摩熱，各拭眼二十四，以啟天明；⑤將兩手大指摩熱，拭鼻兩旁二十四，以培元息；⑥將兩手摩熱，擦兩耳腔二十四，以達元聰；⑦將兩手摩熱，摩面三十六，以潤元顏；⑧將兩手順摩腰眼腎經二十四，以固元精；⑨將兩手擦腳底湧泉穴，左右交互，各二十四，以壯元力；⑩將兩肩脇肋大聳動三十六，以運元筋。以上十件功完，口中津液滋生，即用漱滿，分作三咽，意期流入丹田，以養元真。」

李詡所說的十種功法，二至九項都是本書所說的經穴摩擦法。

清代趙遵路《榆巢雜識》上卷，也曾介紹一位滎陽人陳化龍，他曾官拜國子監博士，曾不斷修煉持續三十年——

「每日晨起及就寢時，必通身敲擊摩挲，不下千餘次。行之極有常，大寒盛暑不少間。年已七十五矣！筋骨堅強，能敵少壯，亦可觀其效云！」

這裡所指出的和近來盛傳台灣經營之神——王永慶先生健身之道的「撞

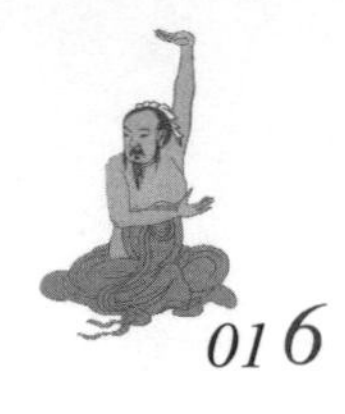

牆功」，有同工異曲之妙。

東洋學者也發現摩擦有益健康

除了明代李詡與清代趙遵路的著作外，日本著名學者芹澤勝助先生，也曾在其著作中，闡述他對經穴摩擦的看法——

「在人體中，各部分組織的機能是互相關聯著的，身體內部若發生異常變化，則與此有關的經絡、穴位，及皮膚表面會引起相應的反應。例如皮膚生出雀斑、肝斑、痣、濕疹或生瘡、皴裂等等，說明與此反應點有關的部位功能變弱。這時，對皮膚出現異常情況的部位或有關穴位進行摩擦，其刺激傳至神經中樞，再通過神經系統反射到受同一神經系統支配的內臟或其他組織。於是，內臟就產生各種知覺或運動，循環系統、內分泌系統相應地有所變化，使有關部位的疾患得以消除。

由此可見，經穴摩擦不但是傳統醫學的智慧，也的確有其科學根據，經穴摩擦的使用範圍，概括身體的全部，有疾病者可改善症狀、解除痛苦，健康的人可做為強身、養生之方法，同時摩擦法是一種柔和的運動，對人體只有好處多多，而不會有任何不良的後遺症，因此希望大家多多利用這種不花一毛錢的祛病健康妙方。

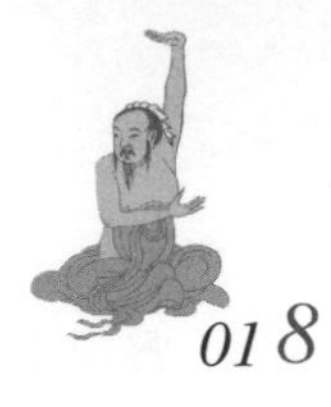

1 摩擦手掌‧強化內臟

當我們感到寒冷的時候，總會不自覺地向雙手哈一口氣，然後做出摩擦的動作，如此過了一陣子之後，會讓我們的身子感到暖和與舒適。

「雙手萬能」，人類的一雙巧手除了讓人類的文明不斷向前躍進外，它的構造也是相當精密的，上面分布的經穴與體內的臟器更是息息相關，所以說，手掌摩擦對內臟器官具有相當多的好處。

1.雙手合掌，掌心對掌心相互摩擦36下，如此掌心會發熱，身體也就產生了電流，藉由電流來刺激手掌部位的穴位，並傳向體內影響臟器。

2.接著，將一隻手的掌心放在另一隻手的手背，摩擦36下，然後換手，也是摩擦36下。手掌與手背的摩擦可以刺激到頭部、頸部、肩部、背

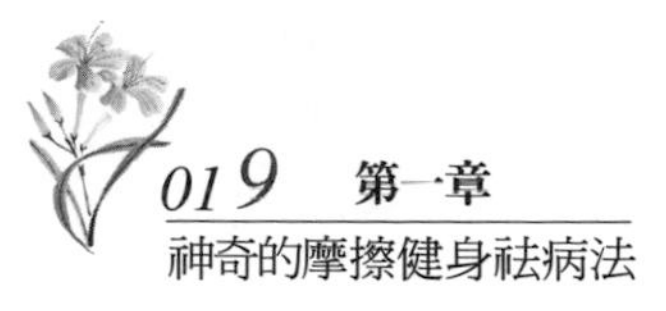

部與眼鼻等處的穴道，因此對消除肩膀與背部的酸痛十分有效，同時，對恢復眼睛疲勞也有立竿見影的效果。

3.最後是摩擦手腕，手腕是許多穴道的集中點，也是供應手掌血液的管道，方法是用一隻手握住另一隻手，環動摩擦36下，然後換手，也是做36下。

以上經過摩擦手掌之後，全身體內器官能像經過運動似的刺激，生理機能也會旺盛地活動，對工作也會充滿活力。

「手掌摩擦」也正是以下所要介紹的各種摩擦法的基本動作與準備動作，因為熱身運動已完成，所以會取得更好的效益。

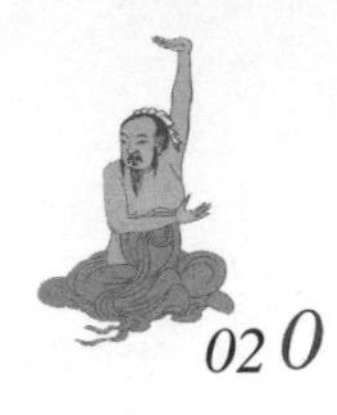

2 摩擦臉部‧年輕十歲

一個人的臉部表情可以顯示出一個人的喜、怒、哀、樂，一個人的臉部氣色則會暴露出其身體的健康狀態。例如臉色蒼白或是給人感覺臉色暗沈，那麼可以肯定的說：這個人的內臟器官絕對有毛病；再者，整個人顯得無精打采、心不在焉，那麼即使有再好的機會，也輪不到他的頭上了。反之，一個人看起來臉色紅潤、神采奕奕，給人就是一副樂觀、積極的好印象！

在此所要介紹的臉部摩擦，目的就是要讓您顯露出青春與活力，讓機會、好運隨時都會拜訪您，同時它能讓您臉上的小皺紋消失，肌膚顯得無比光澤，看起來至少年輕十歲以上！

一隻手掌橫向平伸，蓋住額頭，由上至下稍微用力摩擦，擦過額頭、眼

【圖一】

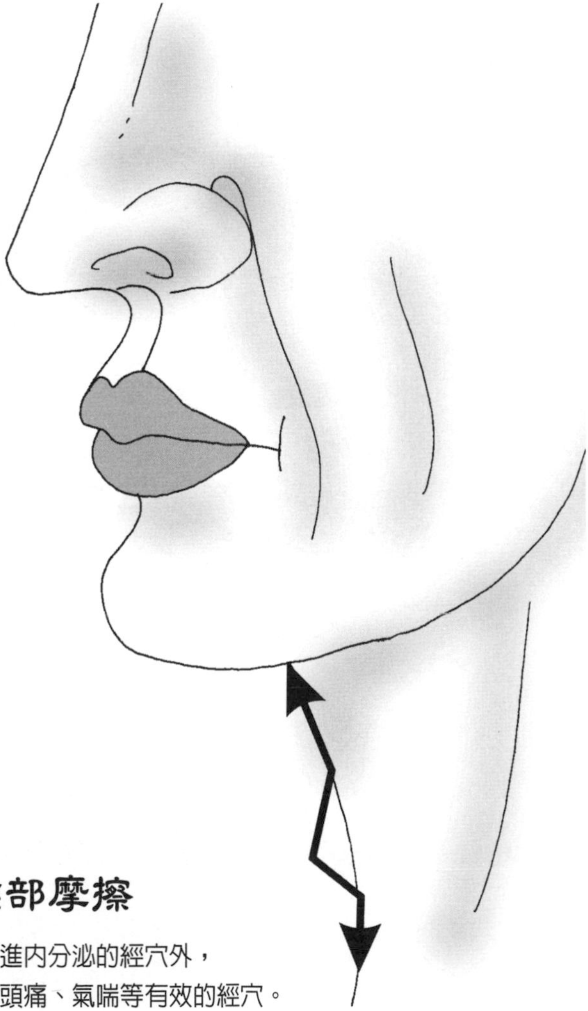

臉部與喉部摩擦

喉部除了有能促進內分泌的經穴外，
尚有對耳鳴、咽頭痛、氣喘等有效的經穴。

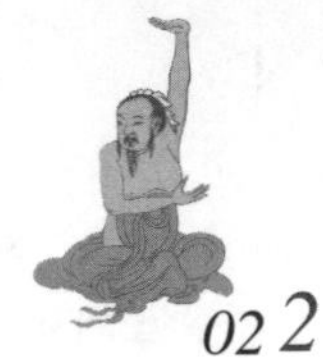

【圖二】

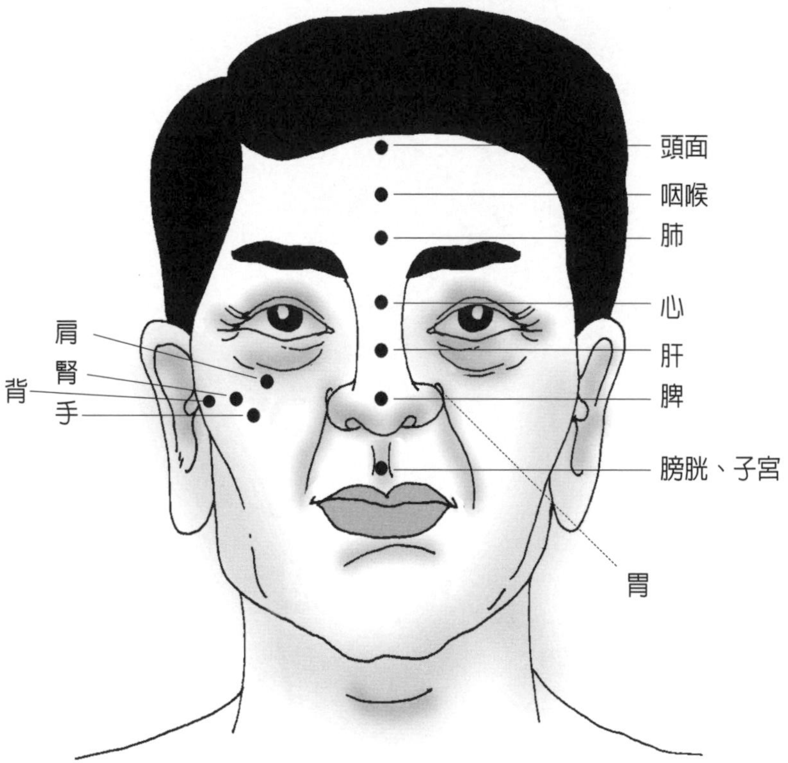

頭面
咽喉
肺
心
肝
脾
膀胱、子宮
胃
肩
腎
背
手

角、頰骨、鼻梁至嘴唇後，下顎伸出，把手移向喉部。左右手交互使用，可只用手指摩擦，切記不要遺漏臉上的每個部位。因為這裡有幾個穴位是忽視不得的。

摩擦過後，您會感到臉面發熱，血流順暢。如果這時去照一下鏡子，您將看到臉上有紅潤之光。如此每天重複做1～2次臉部摩擦，持之以恆，經過一年半載，您將會顯得比同齡者還年輕。例如您已過了40歲，仍然看不出有明顯的皺紋；即使到了50歲，仍會顯得風韻猶存。女性做臉部摩擦尤其有必要，因為那會使您保有一張青春的容顏，和無比的魅力。

臉部摩擦還能預防出現肝斑、雀斑，延緩皺紋的老化現象。持續這樣做，至年老時不會過早地出現老人斑。同時，經常摩擦喉部還可以預防咽喉炎症、促進內分泌與荷爾蒙的分泌作用，對耳鳴、氣喘等症狀，均有不錯的治療效果。

所以說臉部的摩擦除了上述各種好處之外，還可以讓您顯得年輕十歲以上！

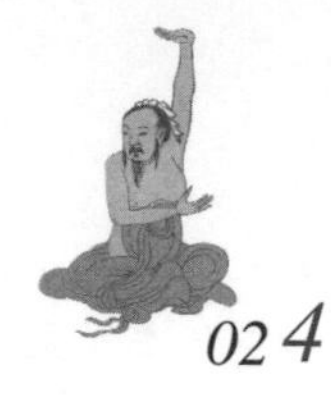

3 摩擦人中・預防感冒

以上是說明臉部摩擦的好處，從圖一、圖二之中即可獲得答案，這是因為臉部佈有非常多的經穴之故。

尤其是鼻子和臉側，排列著對應各個器官臟器的經穴。而這裡所介紹的臉部摩擦，就是能同時刺激鼻子與臉側之經穴的合理性摩擦。

時常為感冒困擾的人，建議您做「人中摩擦」。持續施行之後，即可不再為感冒而不能上班、上學煩惱了。

這個動作很簡單，只要用食指在鼻下方左右摩擦即可，就像孩童時代在抹鼻涕的模樣。這種動作在任何場合都能輕易做好。

鼻下正中至嘴唇之間的豎條凹陷處，醫學上叫做人中。這是人體極其敏感的部位，人中穴是全身穴道中最重要，同時也是最危險的穴位。有人因外傷、氣憤、悲傷或某種疾病而昏厥時，只消用針刺人中穴即能使他甦醒。但如果對正常人用針強力刺激人中穴，則也可能會使他致命。

「摩擦人中」的要領是，將食指放在鼻子下面橫向輕輕摩擦，不要過分用力，以免發生意外事故。人中穴左右各有一個穴位名叫禾髎，也應同時摩擦到。這樣摩擦對鼻腔有直接影響，可使鼻塞復通、鼻炎消滅，對感冒也就產生了預防作用。

摩擦人中簡便易行，走在路上或坐在辦公桌前，甚至躺在床上都可以做。每天多做幾次，您不僅不會感冒，而且頭腦清晰、精力旺盛，工作效率也相對提高了。

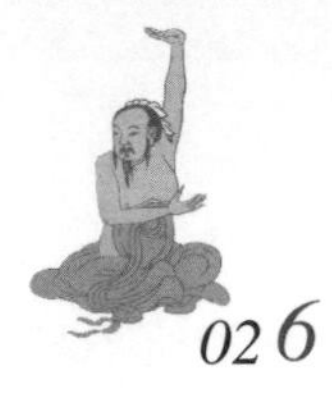

4 摩擦鼻側・有益腦部

有一個國小輔導老師常常接到學生家長們的抱怨——

「我家孩子每天都很用功，但功課卻沒有進步，怎麼辦？」

「我家孩子的功課，好像愈來愈退步了……」

「開學以來，孩子老提不起勁做功課，脾氣又更奇怪了……」

「……」

這一大串的問題往往令輔導老師們大傷腦筋，而不知要如何回答這些抱怨的家長。但如果同樣的問題，對象是醫生的話，也許就會發現事情的真相了。孩子有時會因為氣候變化而過敏，或是感冒之後殘留下習慣性的鼻塞，有鼻塞的孩子當然會影響到他的學習能力，也就是說，鼻塞或鼻蓄膿症會影響頭腦的功用。開始感到常使用的數字或電話號碼記不住、集中力也不如從前的人，或許會認為這就是老化的現象，其實，應該先懷疑自己是否患有鼻蓄膿症。

據一位耳鼻喉科醫生的報告，近年來約有半數或更多的人（成人、小孩均包括在內）患有輕度的鼻炎或鼻蓄膿症，或近乎這種狀態。而且一般人對於輕微的鼻塞現象，往往不予理會，以致病情不斷惡化。

不予理會的結果，就會在不知不覺中變成嚴重的鼻蓄膿症。此時，長時間坐著，頭會感到笨重、焦躁而無法集中注意力，記憶力也明顯衰退。

為了防止這種不快的疾病，現在教給您輕易就能做好的預防鼻蓄膿症的摩擦方法，希望您能和孩子們一起實施。如果是輕度鼻炎，兩週以後，頭腦即會清醒。

鼻部神經密集，穴位很多，從鼻梁至兩嘴角稱為「三角區」，這個部位

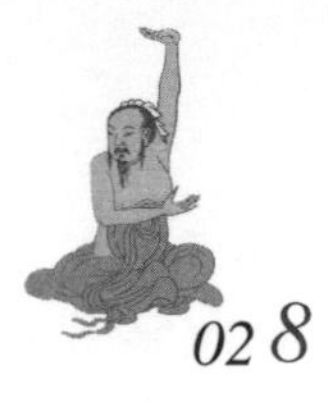

若遭到傷害，可能會有生命危險。

有的醫院用針灸麻醉為病人做手術時，就是選用鼻部的穴位。用摩擦法刺激鼻部穴位，亦能影響中樞神經並進而影響全身。它的做法是——

把兩手的食指放在鼻翼兩側，順著鼻子兩邊至嘴角的斜紋方向上下摩擦，根據身體疾病情況做36下或加倍做72下。不管是患有鼻竇炎或是感冒，這樣摩擦均很有效果。

有的兒童鼻涕過多，那肯定是有鼻竇炎一類的病症，長期不癒會影響智力，使學業成績下降。成年人有這一類的鼻病，會覺得記憶力減退、健忘、失眠。遇到這樣的情況時，請堅持做鼻部摩擦法，經過一段時間後，不良症狀就會逐步消失了。如有面部麻痺的情況，則請著重摩擦迎香穴。

此方法可與「摩擦人中」一同配合並行，效果會更加顯著。

【圖三】

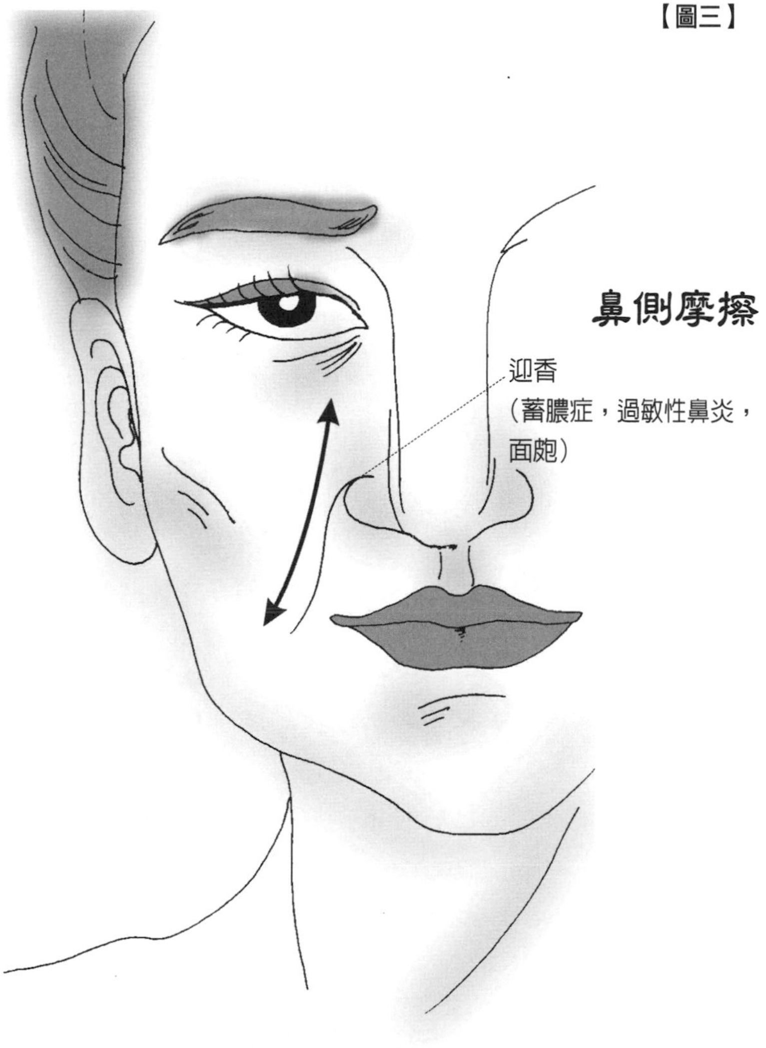

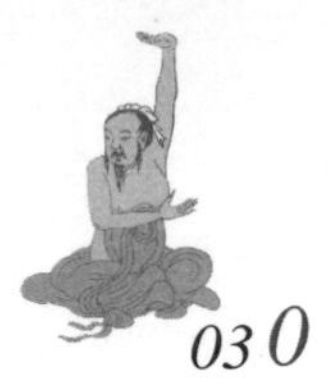

【圖四】

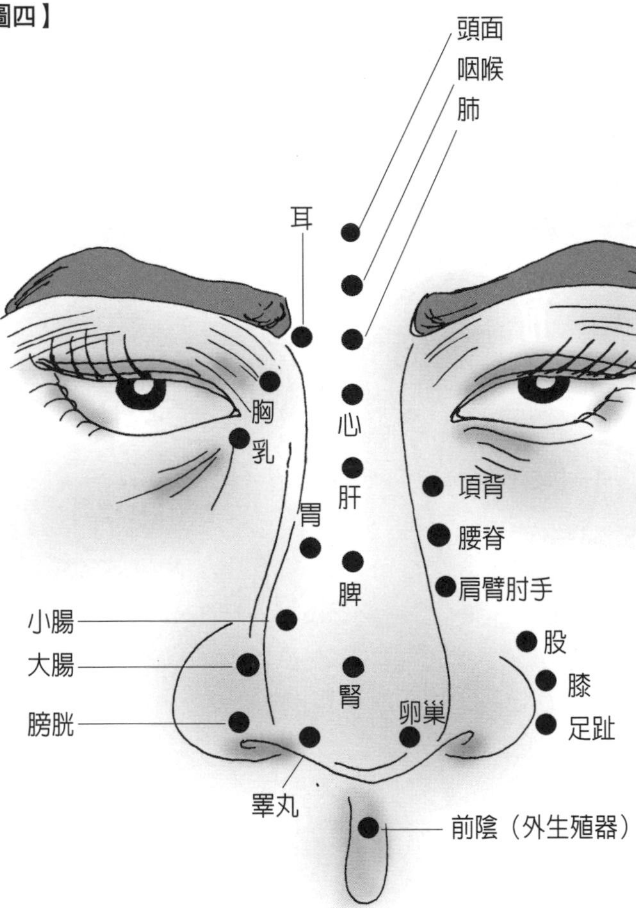

頭面
咽喉
肺
耳
胸
乳
心
肝
項背
胃
腰脊
脾
肩臂肘手
小腸
股
大腸
膝
腎
膀胱
卵巢
足趾
睪丸
前陰（外生殖器）

鼻子周圍的經穴

5 摩擦眼部・預防近視、老花眼

俗話說——「眼睛是靈魂之窗」，然而現代人的靈魂之窗，不論是小孩或大人，卻都架起了玻璃帷幕（眼鏡），就醫學的觀點（尤其是中醫）而言，眼睛更是各種症狀的顯示窗口，所以眼睛與健康是脫不了關係的。

首先做眼角摩擦。用左右手的大拇指按在眼角上的凹陷處，小心地揉擦，反覆做8下。

做這個動作時，大拇指以外的其他手指輕輕彎曲，支住額頭部。

其次，用中指按在眼皮上，即眉骨之下的部位，用無名指按在下睫毛處，二指配合，慢慢地朝外眼角的方向摩擦36下。

接著，二指仍在原位做圈狀摩擦，即按住原位不動，像畫小圓圈似地揉

【圖五】

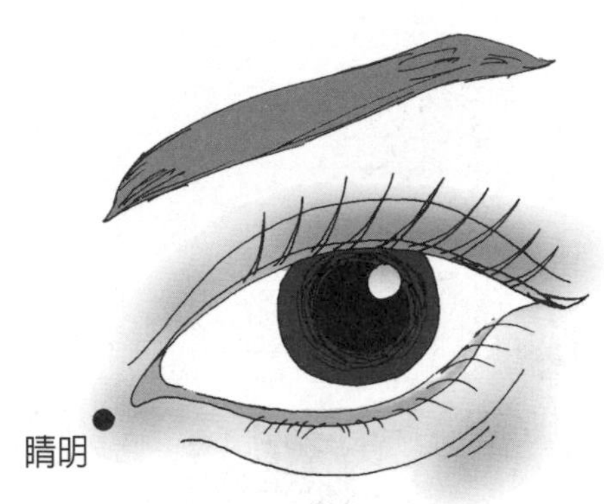

（鼻炎、臉部疼痛、假性近視、眼睛疲勞、淚眼）

動，順時針方向36下，再反時針方向36下。

然後用手掌蓋住眼睛，閉上眼睛，讓眼球在眼皮裡面轉動36下。把手掌拿開，睜開眼睛，剛開始看東西是模糊的，但很快就恢復正常了。

這時，儘量看遠方的景物，選定綠色或青色作為視點，仔細看一會兒即可。若在房間內，可在對面牆上確定一個綠色或青色的目標，仔細看它也行。

最後摩擦眼部周圍。用兩手的大拇指按住太陽穴，其他四指握成拳狀，用食指的第二關節摩擦眼部上側

2下，再摩擦眼部下側2下，接著由內側向外側摩擦8下。這樣的摩擦能使血液循環良好，消除黑眼圈。

眼部周圍共有15個穴位，其中以睛明穴最為重要。中醫臨床用針刺睛明穴治療結膜炎、白內障以及防止近視、遠視、亂視。如果徹夜工作眼睛疲勞、視力模糊，可用大拇指和食指捏住鼻根，從上而下反覆摩擦睛明穴，這樣可以立即消除倦意，視力也會恢復舒適與正常。

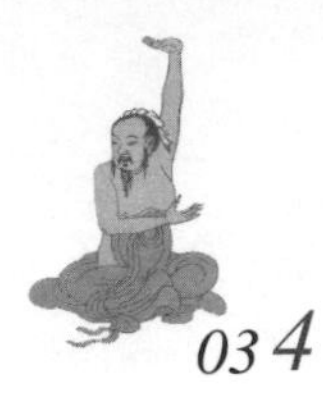

6 摩擦頭部．全身舒暢

「烏溜溜的頭髮來自梳髮」，梳髮自古以來就是一件很重要的課題，富裕人家的千金小姐在眾多的女僕之中，一定有一個貼身的丫頭每日為其梳髮，這是因為梳頭髮時，同時刺激了頭部經穴的緣故，而且可保持美麗與健康。

頭髮也是我們人的一種健康標誌。

頭髮烏黑且有光澤的人，其健康狀態必定良好，相反的，頭髮失去光澤的人，身體一定有其不適之處。

頭部是人的神經中樞，這裡的經絡與全身相通。而且頭髮的狀況是人的健康程度的反映，髮黑又有光澤，說明他的精力旺盛，髮枯燥或過早地變

【圖六】

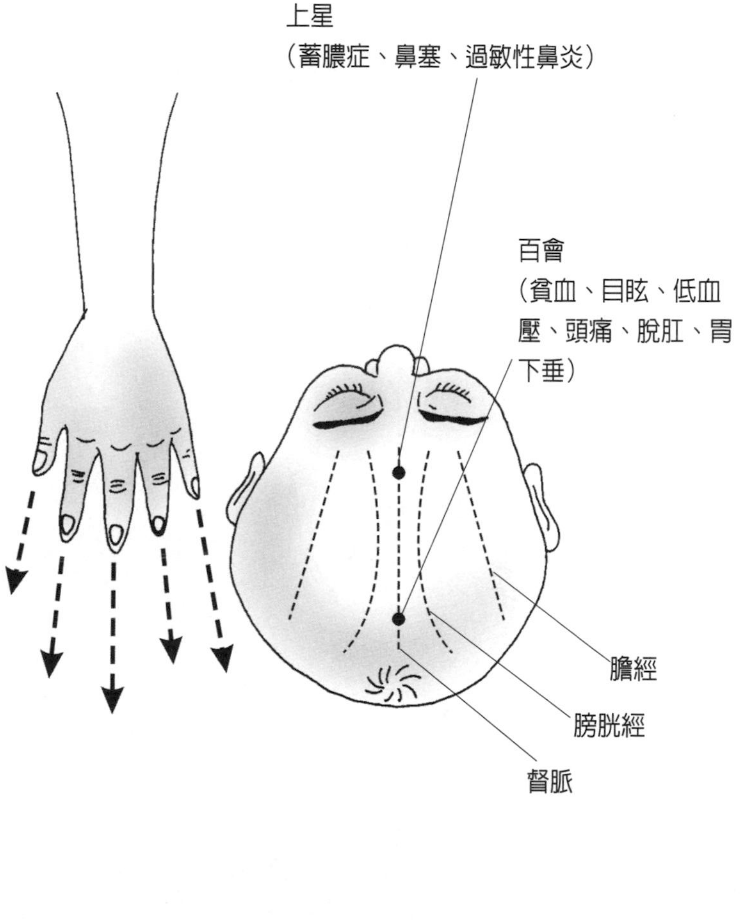

上星
（蓄膿症、鼻塞、過敏性鼻炎）

百會
（貧血、目眩、低血
壓、頭痛、脫肛、胃
下垂）

膽經

膀胱經

督脈

後頭部摩擦

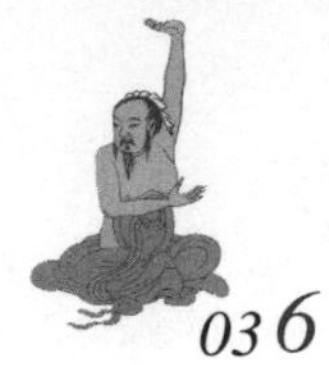

【圖七】

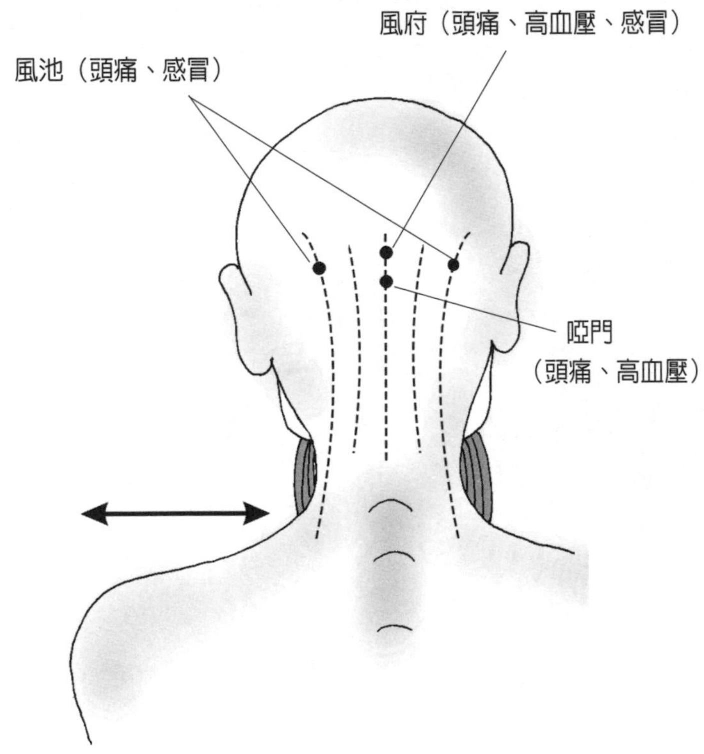

頸部摩擦

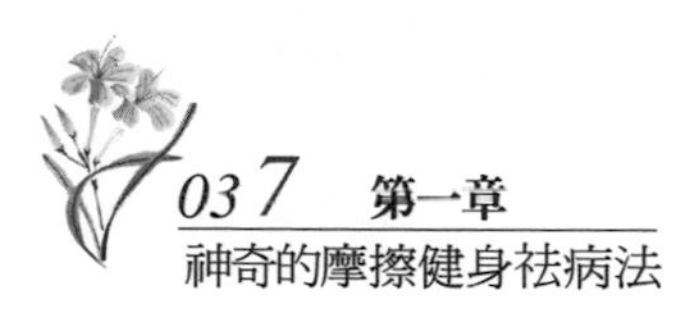

白，則說明他的營養不良或身體衰弱、組織老化。

頭部的幾個穴位對於人體至關重要，如：百會、上星、風府、風池、啞門等穴位，中醫針灸臨床一般不輕易使用，而需要對這些穴位用針時，定會有神奇效果。

頭部摩擦的方法首先是將一隻手掌張開，放在額頭髮際處，稍微用力向上向後運動，緊貼頭髮像梳攏頭髮似的，經頭頂、後頭部至脖頸為止。然後換手做同樣的動作，每次反覆做30下。

如果每天能堅持做1～2次，則能強固頭皮、保持黑髮、防止掉髮，使人顯得更為年輕。

現在不少人熱中於練氣功，有幾種氣功的功法都少不了用手指或手掌梳攏頭髮這套動作，其原理與作用同這裡介紹的頭部摩擦法是一致的。

其次是摩擦太陽穴。如果因連續用腦或輕微感冒而引起頭痛時，可用大拇指按住左右太陽穴，一邊稍微用力按壓，一邊慢慢地回轉36下。對於慢性頭痛，只要連續做幾天就可解除疼痛。

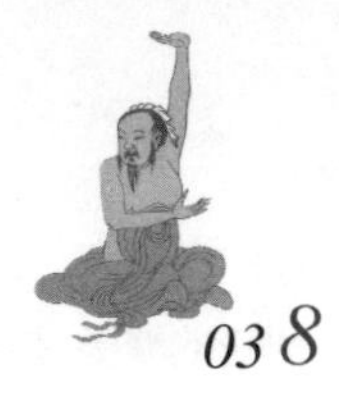

另外還需要摩擦風府、啞門穴。中醫學認為風府穴司頭疼，啞門穴對歇斯底里症有效，摩擦這兩個穴位，可以防治這方面的疾病。

〔方法〕 用兩手的手指按在這兩個穴位上，左右運動，輕輕摩擦，患頭痛或血壓較高的人，可早晚各做36下。

終日伏案工作的人常會感到肩部痠疼，若按照這種方法摩擦風府、啞門穴，則可消除痠疼、減輕疲勞（可以結合「肩部摩擦法」同時進行，效果更好）。

但需要注意的是，風府穴是非常細緻、敏感的穴位，急遽地刺激或撞擊會使人失去知覺，嚴重者甚至會斷送性命。因此，在摩擦時動作要輕柔，讓動作均勻，感覺會十分舒服，這將是一種愉快的經驗。

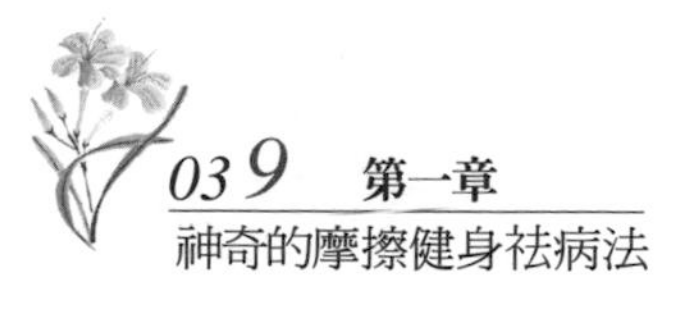

7 摩擦耳部．掌握全身

人體本身就像個大宇宙，隱藏著無數的神祕與巧妙，而耳朵也是人體的大宇宙，因為它掌握了全體。摩擦耳朵可以對全身發生作用，因此，有人說摩擦耳朵勝過做全身體操！

現在介紹不患重聽的摩擦法。此法對於聽力已衰退的人也頗有效果。

將食指與中指張開成Y字形，如夾住耳朵一般，在耳根上下摩擦36次。耳的四周佈有許多經穴，如耳前有耳門、聽會、聽宮，下方有翳風，後方有瘈脈、顱息等經穴。而這種Y字型摩擦可同時刺激此六個經穴。

在高樓大廈裡上班的人，由於每天乘坐電梯易引起聽覺障礙，故應多做這種摩擦。根據統計報告指出，愈是在高處上班者，由於氣壓之變化，聽力

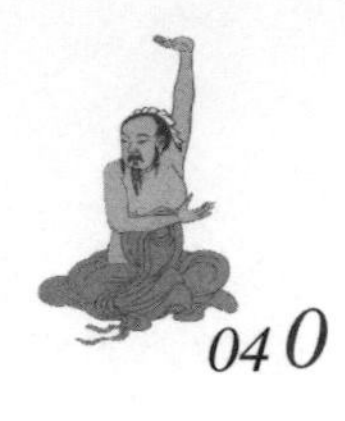

的老化愈是快得驚人。

乘坐大廈電梯時，任何人都會感到耳鳴，這時如施以Y字型的摩擦，即可消除。而且在耳之周圍尚有促進內分泌的經穴，所以耳摩擦還有反老還童的效果。

人體中，完全不動的地方是哪裡?這個問題只要稍微動動腦筋便知道，那就是耳朵。但就在這完全不動的耳朵上，佈有一百二十個經穴，其重要性可想而知，而且這些經穴是通往所有器官的。

施行過的人皆知，刺激耳朵可使身體發生變化。不僅可使身體的不適部位獲得改善，同時也具有美容的效果。

所以，耳部的摩擦可以說就是全身運動，也是全身美容體操。

首先，雙掌相互摩擦，使手掌暖和，產生身體上的電流。如果用冰涼的手或手指摩擦耳朵，不但會使效果減半，甚至還會帶給耳朵不良的影響，故須從手的摩擦開始做起。

當手掌暖和後，將食指放在耳孔裡略微旋轉，約做10次後，用食指尖堵

【圖八】

耳部摩擦

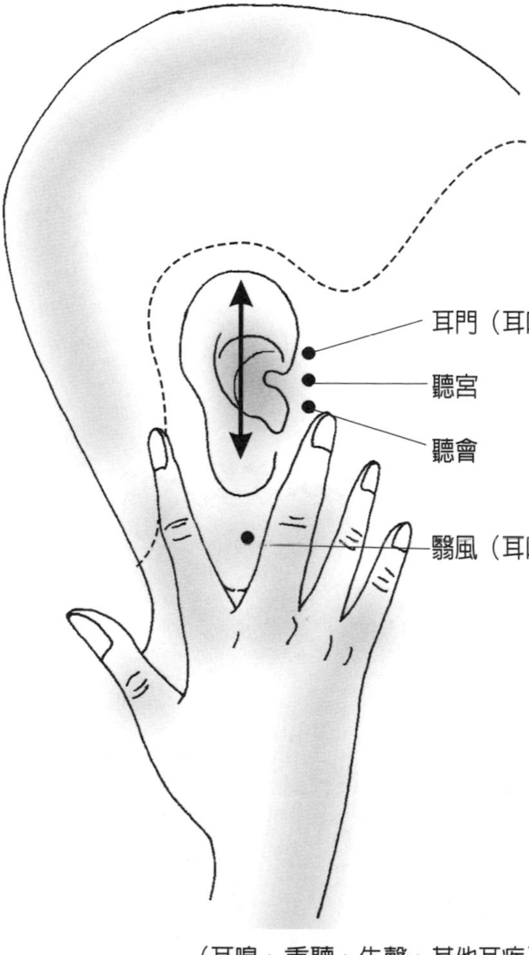

（耳鳴、重聽、失聲、其他耳疾）

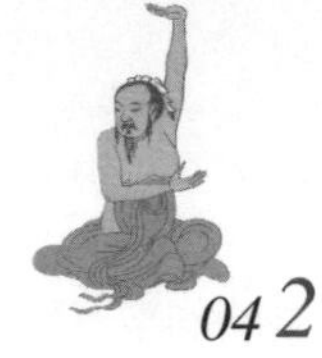

【圖九】

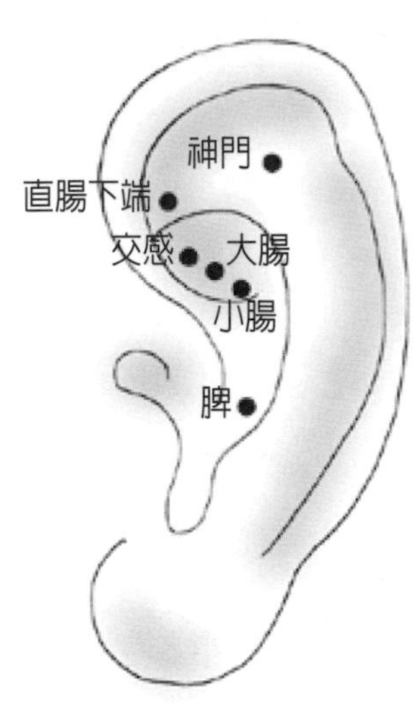

治療慢性腹瀉有效耳壓穴位

住耳孔，經2～3秒鐘後取出。如此反覆36次。堵住耳孔時，不可過於用力，以免鼓膜受到強烈壓迫，稍稍用力即可，這種作法能預防中耳炎或耳部炎症的發生。

然後，把拇指放在耳後上方，以其他四指摩擦整個耳朵。力量要柔和，從拇指所在的上方開始，不可遺漏地逐漸向下移動，這就是此摩擦法的要訣。

此時，如遇到希望治療部分的經穴，可增加摩擦次

【圖十】

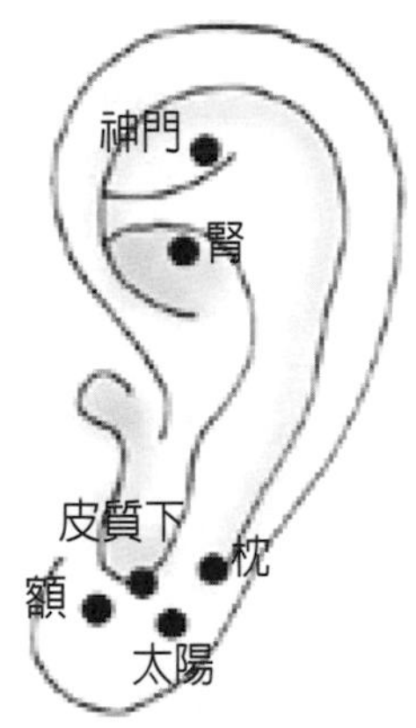

治療頭痛有效耳壓穴位

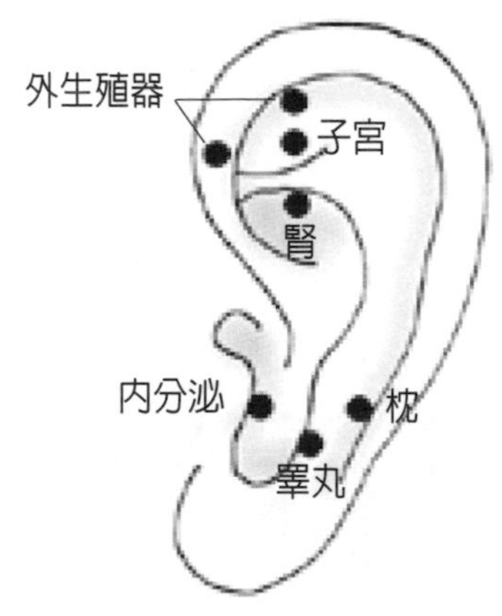

治療陽痿有效耳壓穴位

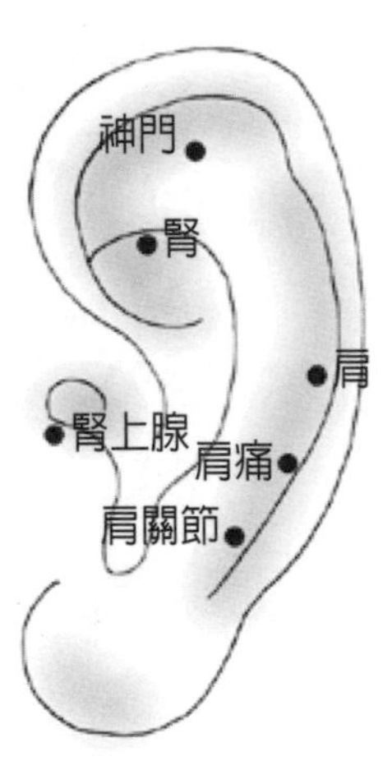

治療肩關節周圍炎有效耳壓穴位

數。如時常腹瀉或頭痛、性慾低落、肩膀酸痛等，就在耳孔的周邊；如是嘴唇粗糙，就在耳垂部摩擦。

再用手掌從耳後將耳朵壓下，用掌心壓住耳朵旋轉36次，然後用手掌心蓋住耳朵，五指則放在後腦部，食指置於中指上，稍用力的彈一下，此時耳朵裡會傳來「碰」的一聲。

這些對防止聽力老化均具有效果，同時對耳鳴及一切耳疾也可發生作用。耳部摩擦的全部過程約需三分鐘，每天早、晚各做一次。

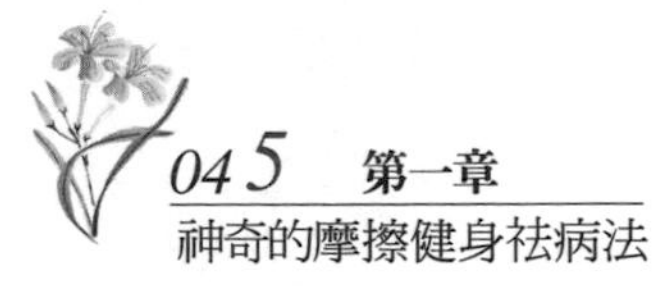

雖然無法獲得即時的效果，但只要持之以恆，當不負期望。過去呈冬眠狀態的經穴，由於不斷受到刺激，也開始活動了，不久之後，僅摩擦耳部，身體即會感到相當暖和，收到全身摩擦的同樣效果。

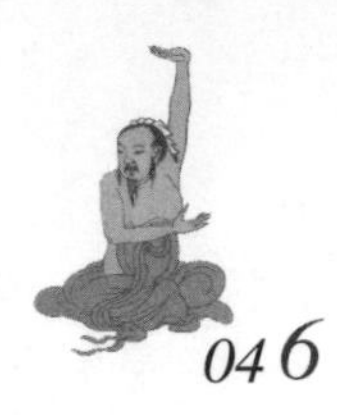

8 摩擦肩部·治好五十肩

人過中年（40歲～50歲左右）後，肩部即易發生疼痛，也就是俗稱的「五十肩」。這是因為年輕時繁重的勞動使肩部關節及肌肉組織勞損過度，因而產生疾患。做肩部摩擦可使這種疼痛減弱，甚至消除。

而且，肩部的肩井穴、肩外俞穴和風門穴也是與身體其他部位及內臟相連的，對這些穴位的摩擦亦可療治各種疾病。

例如，摩擦肩井穴主要治療肩痠，對患有五十肩的朋友最有效；摩擦肩外俞穴對氣喘、咳嗽有效；摩擦風門穴對肺病、支氣管炎有效。

肩部摩擦可促使血液循環良好，可滋潤皮膚防止肌膚乾燥，能使臉色、皮膚變得白嫩，還可以預防感冒。

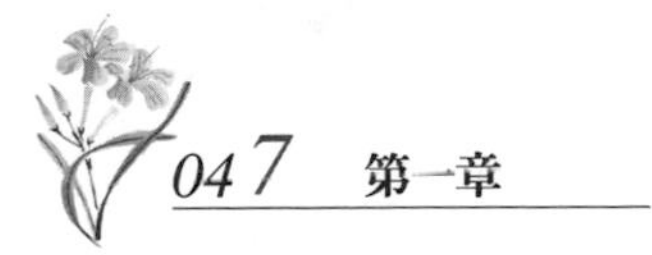

【圖十一】

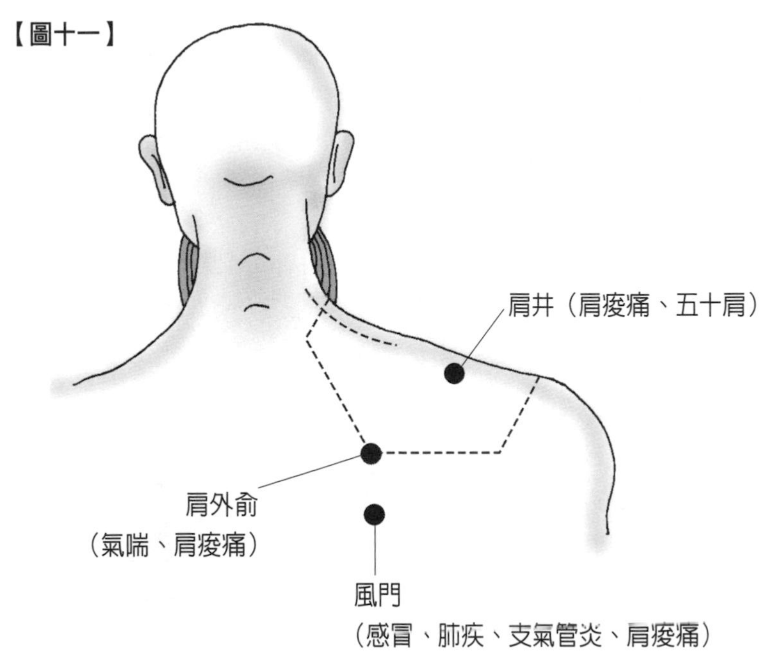

肩部摩擦

方法很簡單，只要用手掌按在肩部需要摩擦的穴位，摩擦左肩用右手，摩擦右肩用左手。

手掌像包住肩部似地揉擦，用力要均勻。此法隨時可做，堅持下去，會覺得肩部輕鬆，雙臂活動便捷有力，精神也為之振奮。

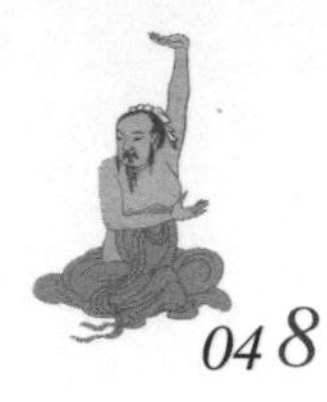

9 摩擦胸部・豐胸美胸

男人決定結婚對象時，都會暗中把女性的胸部列為考慮因素。

「她的胸部是扁平的？還是豐滿的？」

不過，近年來婚前性行為相當普遍，但也有抱著因自己選擇錯誤，自暴自棄而結婚的男性。我的一位朋友結婚已經二十年了，還常常對朋友稱讚自己的太太說：「我太太的胸部就像少女一樣，好可愛。」

總之，女人的胸部是男人極其關心的地方。

關於乳房的趣事，古今中外不勝枚舉。

其中最有名的，是關於法國「瑪麗・安東妮」的故事。

當她被選為路易十六的王妃時，聽說老國王路易十五，馬上問侍從說：

「她的胸部是豐滿的，或是洗衣板？」

因為他是國王，或許他有更深遠的意義，只是不知何故，國王很擔心瑪麗的胸部。而他對歪著頭不知如何回答的侍從說的話，更是千古名言——

「看女人非從胸部看起不可。」

時至今日，乳房毫無疑問的，是女人魅力的指標之一。

但是，運氣不好一如我的朋友般，必須和一位扁平乳房的女性過一輩子的各位男性，也不需要因此而心灰意冷，你可以開發她其他方面的技巧。

當然，高高隆起的女人胸部，看起來不但性感十足，也很優美，做愛的時候也能發揮無以言喻的功效。

因此，胸部摩擦的方法是女性朋友不可不知的。男性讀者如果看了本書，一定要傳授給您的妻子或女朋友，她們即使表面上嗔怪，但內心還是會甜蜜蜜地。

因為女性的胸部是否豐滿對形體美至關重要，乳房發育情況是個根本的問題。有的女性乳房過小，呈現平胸；有的女性未至中年，乳房即過早地下

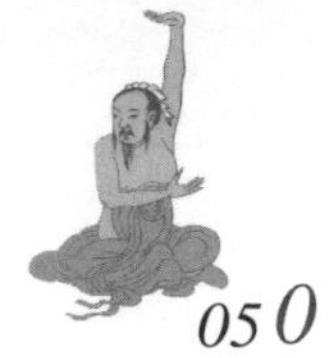

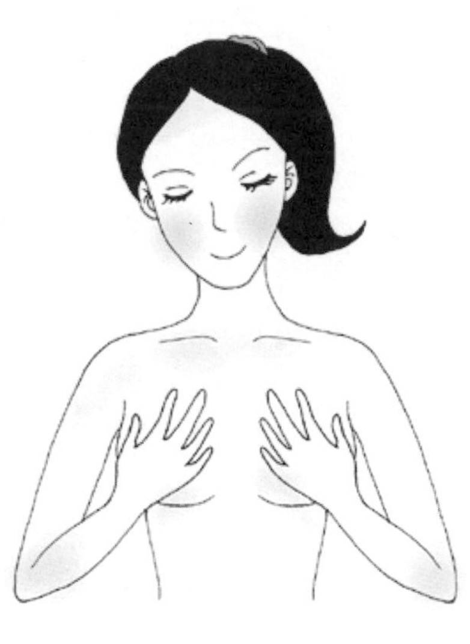

垂；有的女性乳房常患各種疾病，使乳房變形或萎縮。這些都會使女性失去青春丰采，進而形成心理壓力，精神委靡不振，面容憔悴，未老先衰。

做胸部摩擦即可解決這個問題。方法是，用左手按在左乳房上，右手按在右乳房上，稍微用些力做環狀揉動，正轉36下，再反向轉36下。摩擦胸部最好是直接摩擦乳房的肌肉，不要穿衣物，如果是在晚間沐浴後，可以塗上乳液再做，如此可不傷害皮膚，效果會特別的好。另外值得一提的是：孕婦在產前多做這種摩擦，可以使產後乳汁分泌正常，以培育出健康的寶寶。

10 摩擦小臂．改善腸疾、便秘

小臂與手腕、臂肘一帶的幾個穴位連著五臟六腑，對這一部位的摩擦也不可忽視。如手臂的外側穴位與腸部有關，摩擦這裡對腸炎、便秘、痔瘡等皆有益。

方法是：把左小臂抬起平舉，掌心向下，手指自然下垂。用右手抓住小臂，從肘部向腕部反覆摩擦36下。再將小臂扭轉，使掌心向上，摩擦小臂的內側，也是36下。接著換右手，用左手摩擦右小臂，動作相同。

摩擦小臂應同時摩擦手腕，即抓住腕部做環狀運動。

（摩擦手腕請參照前面提過的「摩擦手掌」一節）

【圖十二】

從肘向手腕摩擦
手背要確實摩擦到
握住手腕內外旋轉
握住肘部旋轉摩擦

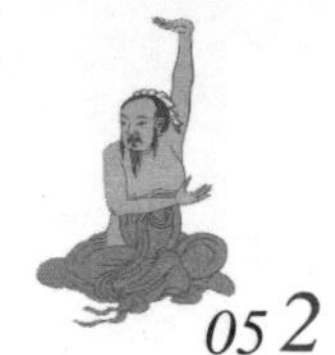

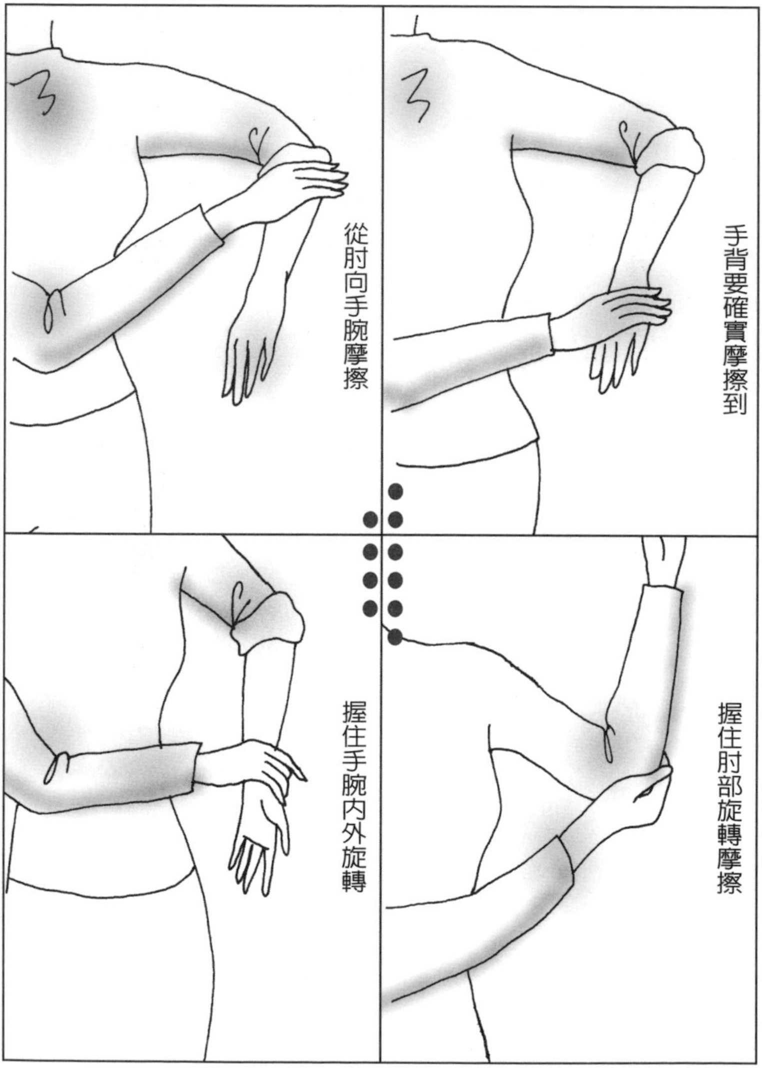

【圖十三】

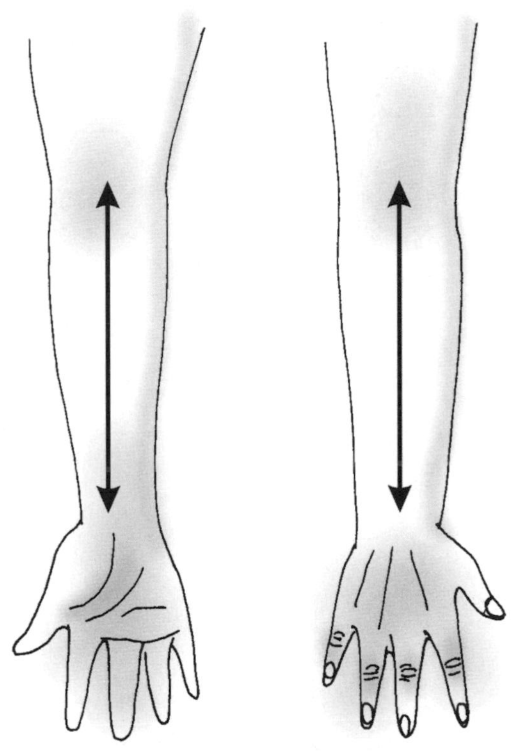

手臂摩擦

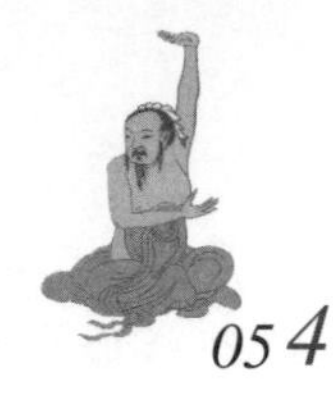

11 摩擦合谷穴・緩和牙痛

不知道您有沒有這種經驗，半夜裡突然牙齒痛得要命，小時候老人家還會有用正露丸塞在牙縫的緊急處理，但萬一家裡沒有正露丸或不見其效時，老實說，「牙痛雖然是小病，可是痛起來要人命」，半夜牙痛要挨到天亮看醫生，這段時間是相當難熬的！

現在就教您一個簡易的治療方法，讓您可以等到天亮，再從容地去看醫生。

人手的大拇指與食指閉合時，虎口處的肌肉會鼓起，鼓包的中央就是合谷穴。中醫常針灸此穴治療頭疼、牙疼，在拔牙時，針灸此穴可使口腔局部麻醉。所以，人們習稱合谷穴為止痛穴。

【圖十三】

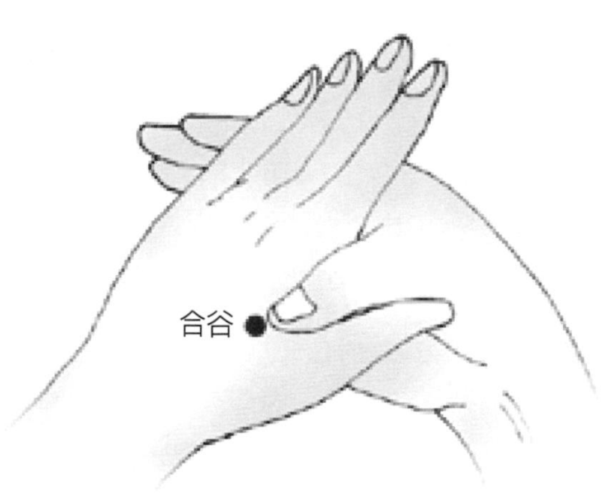

如果不用針灸，而用指壓、揉擦的方法也有止痛效果。這主要是對付牙疼、頭疼或頭部其他器官疼痛時也可採用此法。當然，在疼痛厲害時，單靠摩擦合谷穴是不行的，此法只能減輕、緩和疼痛感而不能從根本上解決問題。

經常摩擦合谷穴會對臉部發生重要影響，能使臉色光潤、消除青春痘，又對臉部痲痺、眼疾、鼻炎、扁桃腺炎等，都能發揮良好的效果。

每日至少做2～3次，持之以恆，必然得益。

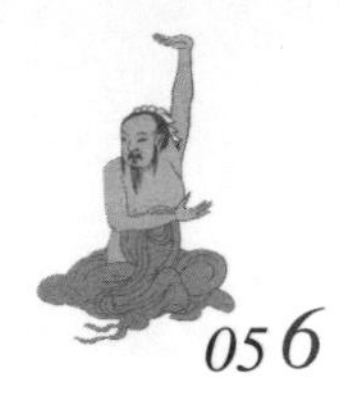

12 捏轉手指・檢查內臟

在此附帶說明一件事，即我們可以自己用五根手指來檢查內臟的健康情形。將指甲根的部位以另一根手指捏住，然後用力壓並轉動，從小指開始，一隻一隻的做，有沒有感到特別疼痛的手指呢？

五指的指尖各有經穴，而且分別都與內臟有密切關係。如有一個指尖感到特別疼痛時，表示與此經穴相關的內臟有毛病。

小指痛的人，是心臟或小腸有毛病。靠無名指之側的小指指尖有少衝穴，另一側則有少澤穴。少衝與心臟有密切關係，所以心臟病發作時，用力按壓小指指尖可使發作緩和些。少澤是小腸的經穴，腸情況不佳時，可用力按壓此指尖。

無名指疼痛，可能是為喉痛或頭痛所困吧！在無名指的三焦經上有一個關衝穴，感冒發燒時按揉此部位有速效。

中指上有一個中衝穴，位於包圍心臟的心包經上，因炎熱以致心臟受不了時，這裡會感到疼痛。

食指上有大腸經上的商陽穴。有便秘現象而按壓這根手指又感疼痛者，大腸一定有問題。

拇指中的少商經穴與肺息息相關。如肺有疾患，壓這個部位時會痛得跳起來。

不妨試試自己的手指如何？縱使只是輕微疼痛，也和手指的經穴有關聯，表示所屬的某部位衰弱了。此時，需把疼痛的手指仔細揉搓，以使疾患盡速康復。

不僅是兩手如此，也要以相同要領每天檢查雙腳，同時養成揉搓手、腳的習慣。久而久之，必可促進血液循環，使內臟，尤其是心臟更為健全。

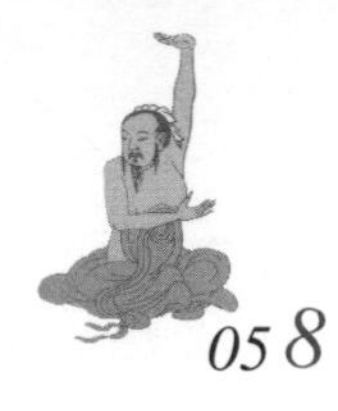

13 摩擦心窩．可止噁心、嘔吐

大熱天裡，當您從開著冷氣的室內突然必須外出辦事，走了一段路之後，炎熱的天氣或沉悶的空氣會讓您無法調適，因此噁心想吐，或是暈車、暈船、暈機的時候也會想吐。當然，也有的是因為喝酒過量而想一「吐」為快，但身為客人（或主人）的您，又不得不顧到禮貌，實在令人十分為難……

乘車時噁心、緊張而感到不舒服時，或是酒喝多想吐時，通常是撫摩他的後背。其實這種做法並無效果，只是給予精神安慰罷了！

止噁心的經穴並不在後背，而是在心窩到腹部的部位。這裡有上脘、中脘、下脘等經穴。

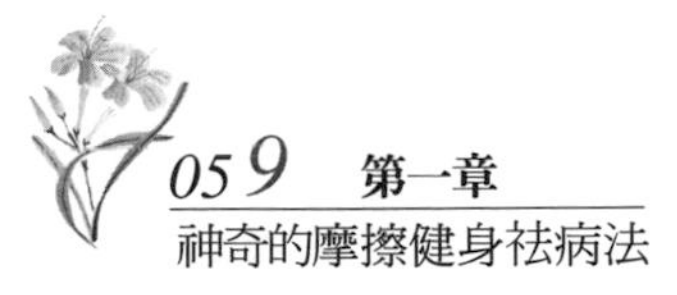

因此，感到不舒服時，就要用手指用力地上下摩擦心窩。2～3分鐘後，噁心感一定就可以制止。如果已經嘔吐，也可由摩擦心窩消除胃痛等不快之感。

喝酒過多、暈車、暈船等時候，別忘了能使不舒服消除的心窩摩擦。

這個方法簡便易行，隨時可做。如果想嘔吐的人兩手無力或十分倦怠，自己無法做時，那就由別人幫他做也行，但須注意不要用力過重，使胃部劇烈動盪反而會有反效果。

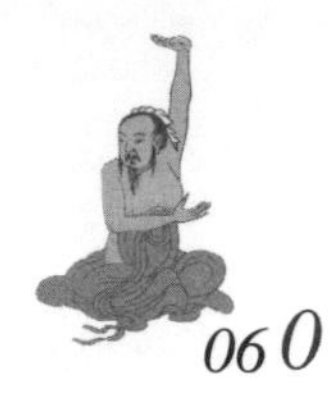

14 摩擦腹部・緩和胃痛、腹痛

在車站的候車室中，忽然有個三、四歲的小孩對媽媽直嚷：「肚子好痛哦！」這時，有些做母親的會讓孩子躺在椅子上，然後幫他做個短暫的腹部按摩，一會兒之後，小孩子就又活蹦亂跳地玩耍去了。

內臟是健康的泉源，故使其健全並充分發揮動能是很重要的，為此，就要實施腹部摩擦。

方法極簡單。其要領是：肚疼者取端坐姿勢，把右手放在右胸下，手掌接觸皮膚，由此至下腹、左腹返回原位摩擦。接著用左手從左胸下開始，以畫圓方式摩擦腹部。兩手交替使用，合計做36下。

初做時動作不要太快，運動自如後可適當加快，當手摩擦至下腹部時，

【圖十四】

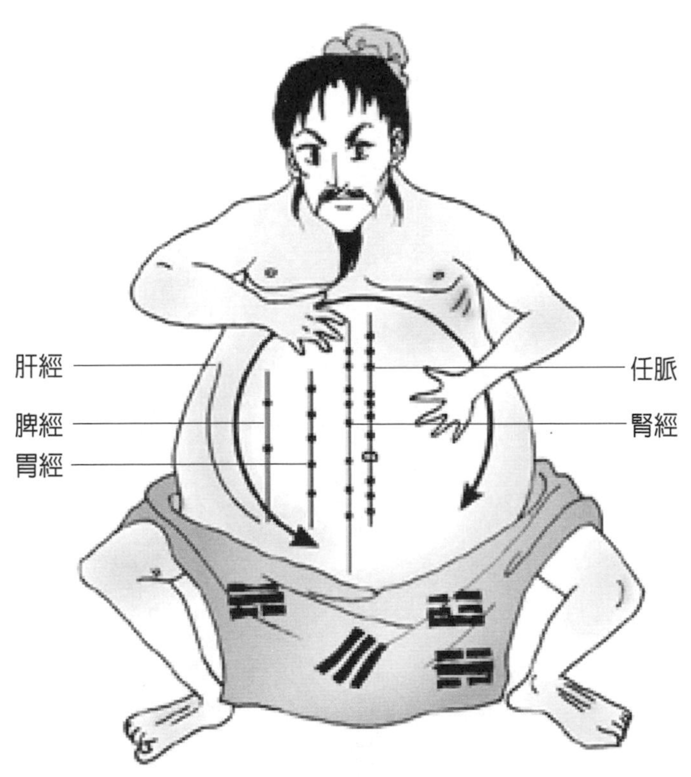

腹部摩擦

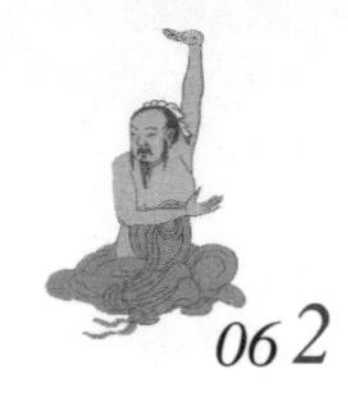

應稍微用力，好像要把內臟托起來似的，這樣腹內就會有一種輕鬆舒適的感覺。如果環境許可，讓肚疼者平躺下採取仰臥姿勢來做，效果將更佳。

腹部摩擦除了能消除消化系統的疲勞或予以強化外，對食慾不振的改善也頗具功效。持續實施必能使胃腸健全，不致胃痛或腹痛，即使發生疼痛，摩擦腹部就可使其消除。因緊張而常患胃痛的人和胃弱的人，更應該每天做做腹部摩擦。

所患的長期疾病雖然治癒，但體力久久不能恢復的人，大都起因於內臟衰弱，此時若施以腹部摩擦，將會獲得令人意外的效果。

15 摩擦大腿根・促進性賀爾蒙、改善女性不孕症

開始有倦怠感的中年夫婦，最適合做的就是大腿根摩擦。這不問男性或女性，皆能促進其內分泌，使性賀爾蒙活躍起來。

但在方法上，男性與女性略有不同。女性是將雙手分別放在兩條大腿根的內側，斜方向摩擦36次，然後在下腹部左右摩擦36次。

男性在摩擦時，為防陰莖礙事，可先用一隻手將其拉至一邊，另一隻手則在大腿根內側上下摩擦36次，然後換手同樣做法；最後將陰莖提至下腹部，摩擦36次。

大腿根摩擦能促進性賀爾蒙分泌，倘再與腰部摩擦並行，更能加強強精效果。

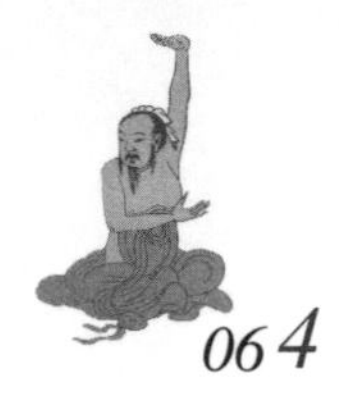

適合精力衰退、性生活有倦怠感的人，極具速效力，試了就知道！

這種摩擦是雙方互做的。在對方的肛門與性器之間的會陰經穴上，以中指輕輕的做圓形摩擦。倘手指冰涼則會有反效果，所以須先行雙掌摩擦30次，使手暖和後再做才是上策。施行時動作一定要輕，摩擦一百次後身體即會發熱。

會陰摩擦是促進內分泌，治不感症的中國固有之男女媾合祕訣。

眾所皆知，大腿內側是性感帶之一。這是因為大腿內側集有媚穴（亦即有關性的經穴）。

現在就來介紹可促進內分泌，並可提高女性性感的男女媾合之另一祕訣——大腿內側摩擦。

首先使女性仰臥，全身放鬆，張開大腿，男性跪在女性兩腿之間。

將雙手放在女性的大腿根部，抬起腰，以全身的重量放在手上的要領壓迫，這種姿勢約保持十分鐘後，再突然的將手鬆開，緊接著要以拇指指甲輕輕地沿大腿根部內側摩擦到膝部內側。

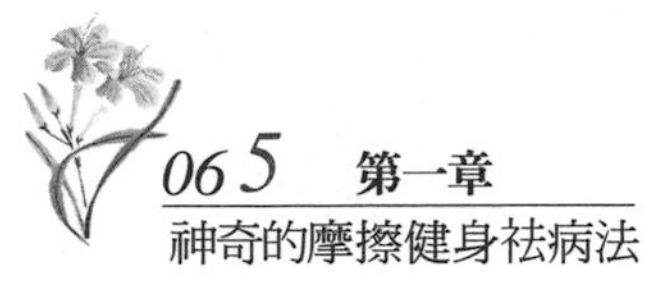

【圖十五】

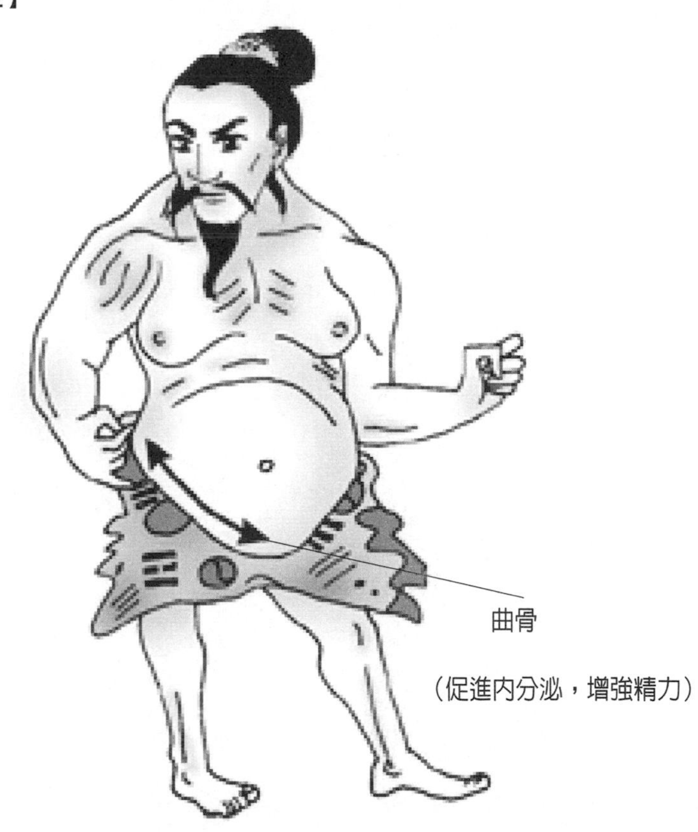

腿根摩擦

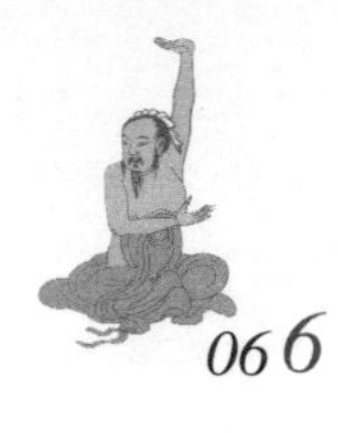

這種摩擦能喚醒全身的性慾。比較敏感的女性經手指這麼一觸摸，全身就會像通電流似的抽動起來。

另外，有些女性身體檢查沒問題，可是結婚已經三、五年了，卻盼不到一個小寶貝來臨，因此在此我們也要介紹一種摩擦方法以供參考。

臍下靠近陰阜的腹部是女性子宮的位置。這個部位是很難運動到的，因此子宮在平時缺乏應有的鍛鍊，常會出現各種毛病，如子宮及其附件（輸卵管、卵巢）產生發炎的現象，或是子宮位置不正（前傾、後傾）等。有的女性結婚多年生不出孩子，原因之一即在於此。

摩擦下腹部的目的是活動子宮。方法是，一隻手按在子宮的位置上，另一隻手按在後腰部，後面的手適當施加壓力，前面的手則橫向摩擦36下。

持續這樣做，可促進子宮及其周圍組織的血液循環，預防或消除各種炎症，同時可矯正子宮的位置，這樣就克服了造成不孕的各種不利因素，增加受孕的機會。而且對於月經失調、月經疼痛等症狀，做一下這種摩擦法也很有好處。

16 摩擦膝部・對關節炎、風濕症有效

人體的老化現象在膝部的表現尤其明顯，如變形性膝關節症即是表現之一。原因是膝關節處的軟骨組織減少，影響了膝部的正常功能。因此，人一上了年紀後，膝部變硬，彎曲不靈，走路不穩，站立不牢，即呈現出明顯的老年特徵。

做膝部摩擦可以預防膝部老化。方法是，坐在椅子上，兩隻手掌捂在膝蓋上，做環狀轉動摩擦，直到把兩隻膝蓋摩擦至發熱為止。這個方法很簡單，坐在辦公室裡或公共汽車上隨時都可以做。如果環境溫暖且條件許可，光著身子用手直接按在膝部皮膚上進行摩擦效果更好。

〔注意〕 做的時候動作要快，可適當用力，但是以不傷害膝關節為原

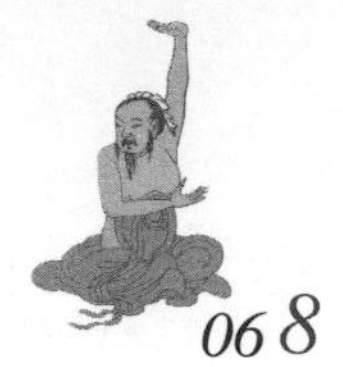

【圖十六】

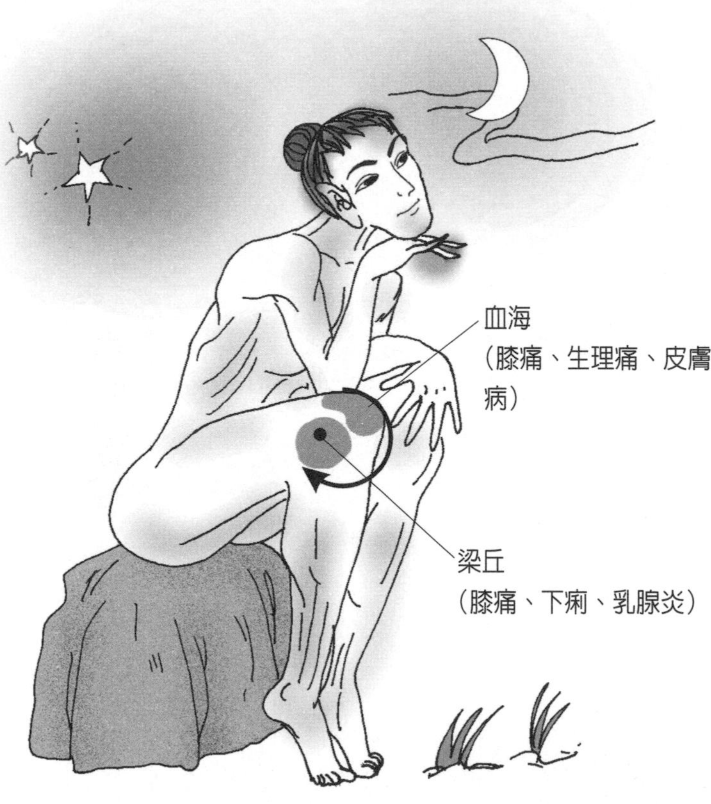

膝蓋摩擦

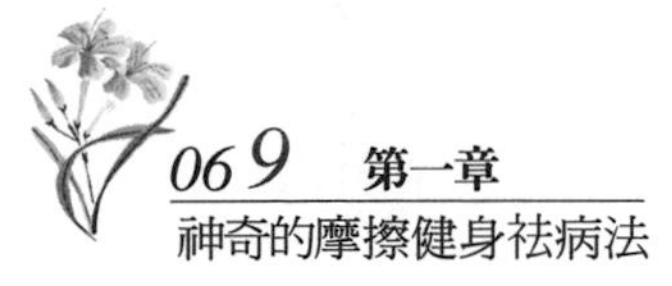

則。如果天氣較涼，可以先搓手使手掌發熱，再用這發熱的手摩擦膝部。

膝部摩擦促進了下肢的血液循環，對足部疾病也有一定的效果。O型腳或輕度X型腳的人，常做膝部摩擦將可以得到一定程度的矯正。

另外，不管年紀多少，如果開始感到腿力衰弱的朋友，就趕快將雙手摩擦36下，待電流產生後，馬上實施膝部摩擦吧！

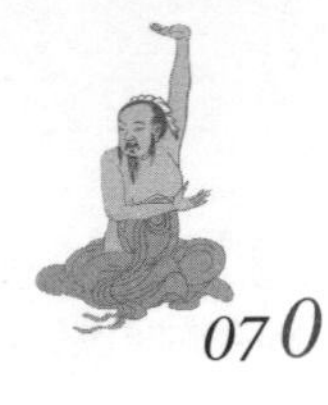

17 摩擦腰部．治腰痛、固精壯腎

每天坐辦公桌的人們，為腰痛而苦的人確實不在少數。整天不動地面對桌子，當然會使腰部的負擔加重。又如平常運動不足的人，突然去打高爾夫球，結果閃了腰，或突然拿重物以致閃腰的情形，屢見不鮮。

要預防這些不幸，唯一的方法就是實施腰部摩擦，使腰部暖和，以維持腰部柔軟。腰是人體負擔最重的部位，所以以輕度運動與摩擦使腰部保持柔軟，將會使全身感到輕鬆，每天的疲勞也會為之減半。

〔方法〕 將手掌放在腰上，用力上下摩擦。這種摩擦使對腰痛有效的命門（督脈）、腎俞（膀胱經）、志室（膀胱經）等經穴受到刺激，故腰部會感到十分輕鬆。

【圖十七】

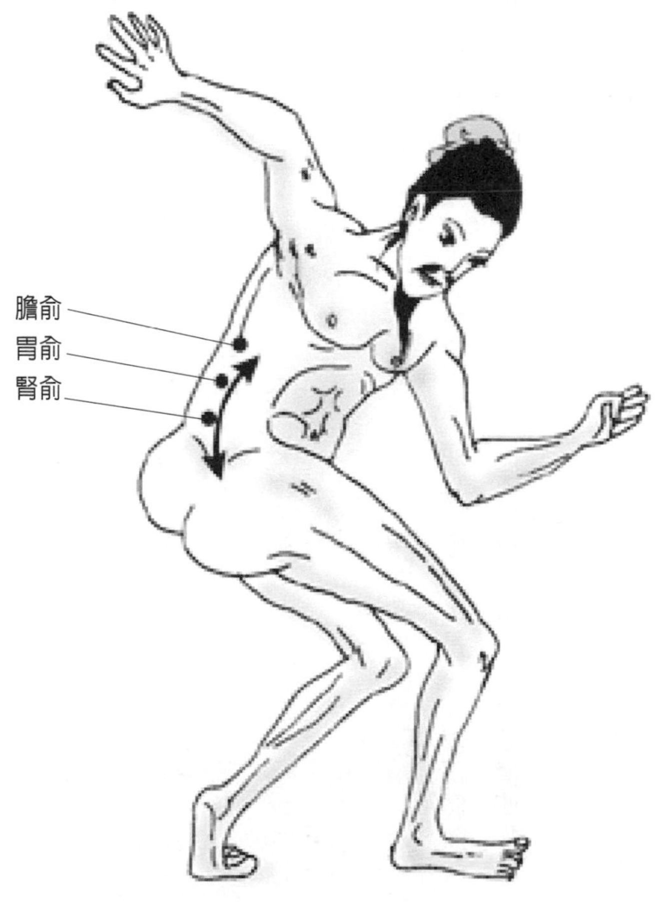

腰部摩擦

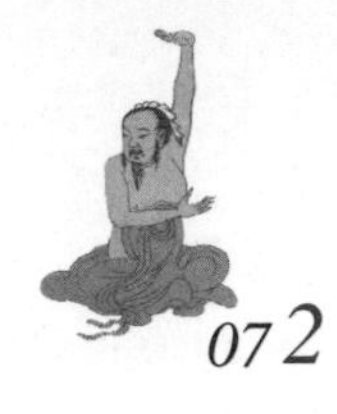

當然，患腰疼病的人很多，引起疼痛的原因也很多，腰脊勞損、脊椎骨殖增生、脊椎纖維組織炎症、腎炎、結石、月經失調、跌打損傷等，都會使腰部疼痛。

還有一種莫名其妙的腰疼，即感到腰部疼痛而到醫院檢查，卻也查不出什麼原因，於是醫生會說這是腰部神經痛，可能是神經傳導不良所致。但是，不論哪一種腰疼，做一做腰部摩擦皆能有所預防，或對已發生的疼痛予以緩解。

中國古代的養生術極重視摩擦腎俞穴，認為這是回春強精妙術，有返老還童、固精壯腎之效。古人講的方法非常具體，說是每天臨睡之前做1次，解衣垂足，提肛閉氣，舌頂住上腭，目視頂門，用左右手掌摩擦各自一側的腎俞穴120次。

明朝司農丞監司的張成之即善於此術，身體非常強健，不論冬夏，每天只解兩次小便。他的同鄉陳其與他在一處辦事時，陳小便頻數，不一會兒便去一次廁所，他得知張的情況，非常羨慕，向張請教健身良策，張告訴他，

自己不過是做了摩擦腎俞之術罷了！（見《堅瓠祕集》卷三導引小訣）

腰部摩擦法男女都可以做。對女性來說，還能預防或治療婦科方面的疾病。腰部因扭傷、碰傷而疼痛時，做幾天腰部摩擦也會消除疼感，恢復正常。

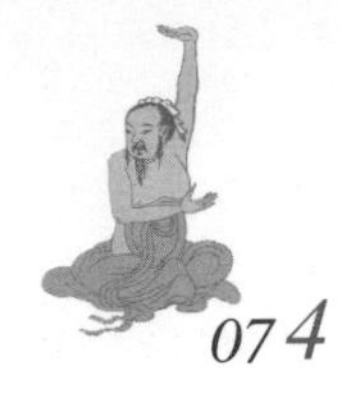

18 摩擦小腿（腳脛）・常保青春

腳脛即小腿，這個部位有幾個穴位非常重要。膝下外側凹處為足三里穴，中醫針灸治療許多疾病（包括內臟方面的疾病）都要用到此穴，尤其是治療腿部、足部疾患，必針灸足三里穴。

有人指出，在足三里穴往下，有幾個穴位與內分泌系統關聯，刺激它們可促性賀爾蒙分泌，對於治療陽痿、早洩、性冷症等非常有效。因此，對這一帶進行摩擦被稱為是保持年輕之道。

它的做法是，把腿與腳裸露，用一隻腳的腳後跟放在另一條腿的小腿膝下外側，從足三里穴往下摩擦到足踝，上下反覆，共做36下。接著，換一隻腳，摩擦另一條小腿，也做36下。之後，用腳心摩擦小腿的內側，兩腳互

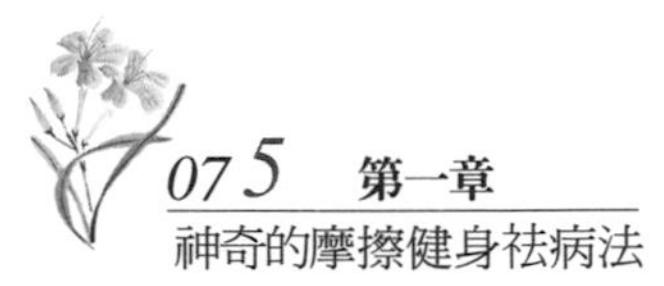

【圖十八】

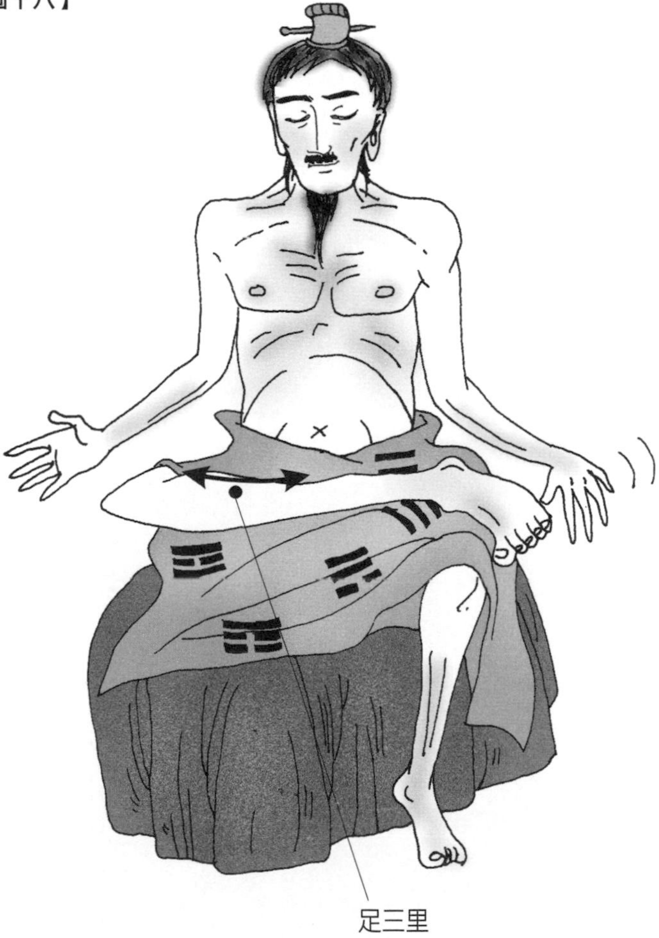

足三里

小腿摩擦

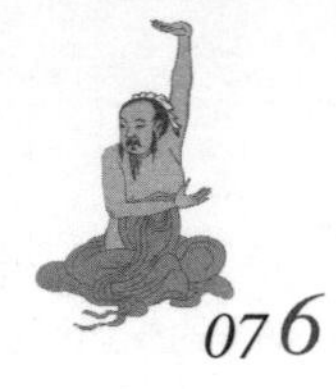

換，各做36下。

如果用兩隻手來摩擦腿部，也是可以的，但效果卻不如用腳來得好。因為在用腳摩擦小腿時，可以同時刺激腳部的穴位，而腳部的穴位與小腿部的穴位是關聯著的，互相摩擦，相得益彰。

19 摩擦足部・精氣十足好事多

腳是人體最能忍辱負重的部位，也是一處非常奇妙的部位。它和人的耳朵相似，一隻腳上的各個部分與人體全身的各個部分相對應。近些年頗為風行的腳底按摩，說是可治病，不論是五官、五臟、皮膚、四肢，哪裡有疾患，按摩腳的適當部位（或輔以針灸）都能治得好，其神奇之療效不下於當年對耳針療法的宣傳。

因此，對於我們所講的健身袪病的經穴摩擦法來說，足部摩擦實在是不可或缺的必要程序。從實踐上來看，有些人做足部摩擦對治療某種疾患，的確取得了明顯的效果。

比如，有人常出現腳腫的情況。工作一天之後感到腳部腫脹，用手指按

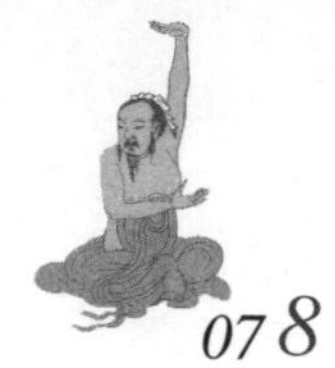

【圖十九】

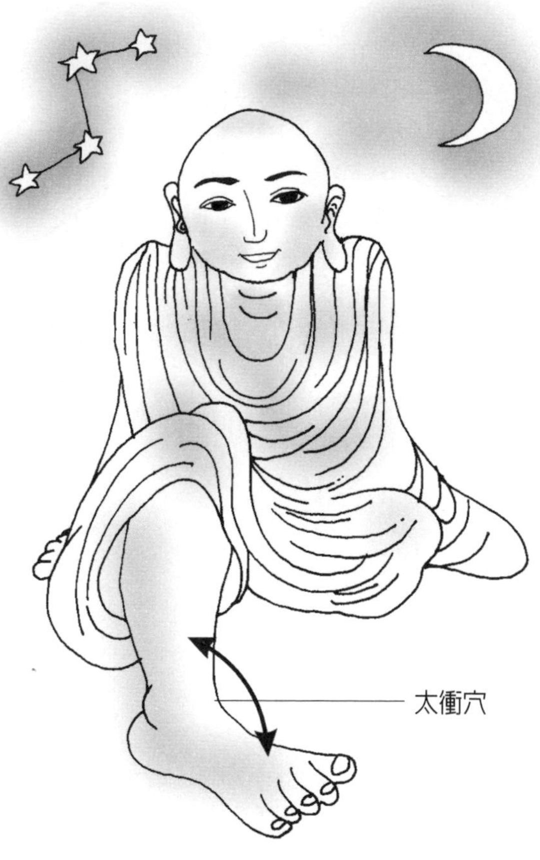

腳背摩擦

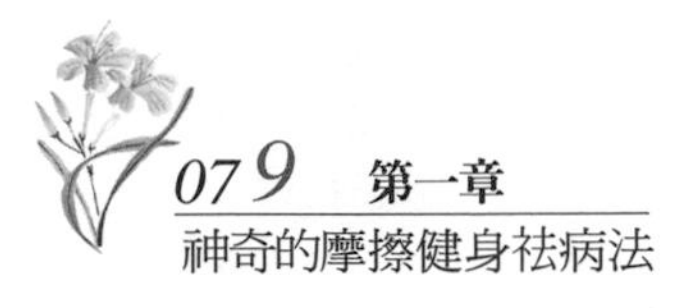

一下，會顯出凹坑。腳腫的原因可能是有腎臟病，而腎臟病又對性機能有直接影響。因此，腳腫的人同時會有陽痿、性冷感的現象。

腳腫者除了採取其他的醫療手段之外，做足部摩擦亦有奇效。方法是，用大拇指和食指抓住復溜穴，其位置在腳踝下至腳後跟之間的兩側凹陷處，上下摩擦36下，左右兩腳各做2次。每天早晚各做一遍，持續不到一個月，腳腫就會完全消失，同時會感到性機能煥發，精力又像往常一樣充沛了。

又比如，飲酒稍過量，醉眼朦朧，一時又無解酒良方，可以摩擦足背的太衝穴。其位置在腳的大腳趾連接小腿的那根長筋的中間之處。

它的做法是，脫掉鞋襪，赤腳站立，用一隻腳踏在另一隻腳背中腹上，反覆摩擦。兩隻腳交替來做，不到三、五分鐘，醉意即可消除，頭腦也就變得清醒了。

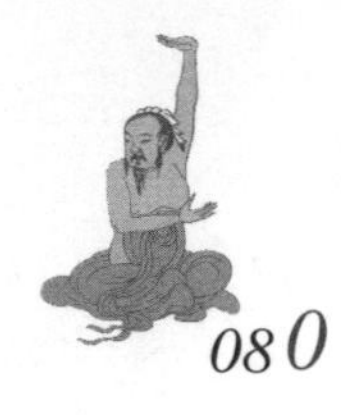

20 摩擦湧泉穴・妙不可言、受益無窮

教您一個以腳底來檢查健康的方法，即在您的腳心上有一個湧泉穴，利用此穴就能簡單地檢查出自己的健康狀況。

點燃香菸，接近至距湧泉穴半公分處，如是健康的正常人，只消10～30秒就會感覺到熱。

若感覺到熱的時間過長，或左右感覺不同的人，可能是交感神經已失去平衡、內臟疲勞或有某種疾病，應該徹底健康檢查。每個月至少要用此做一次健康檢查，一有異樣，即應前往醫院做全身檢查。

湧泉穴在腳底板中央，這是人體的一個極其奇妙的穴位，中醫學和養生學對它都非常重視。

【圖二十】

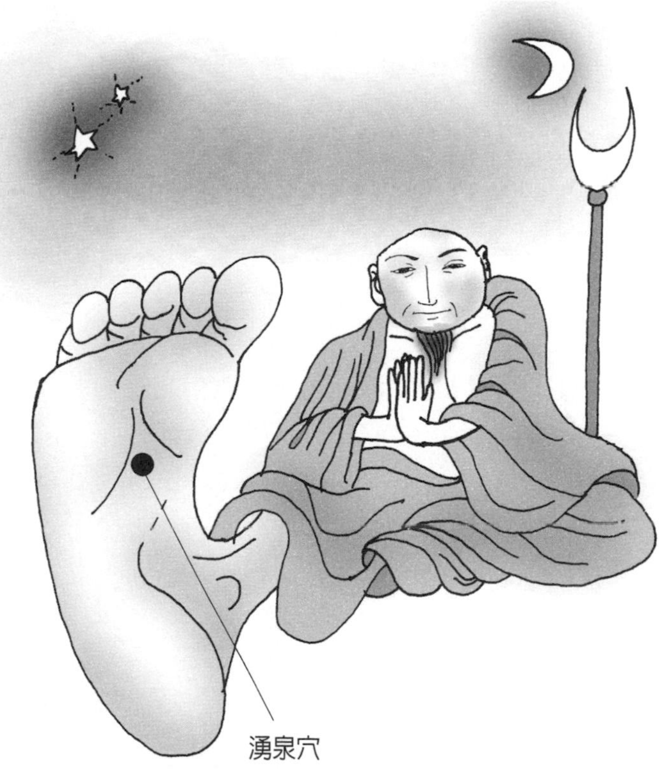

腳底摩擦

宋代大文學家蘇東坡對養生學很有研究，並且身體力行。他在給張方平的信中詳細介紹了他的一套練功方法，其中一項就是「以左右手熱摩兩腳心」，即摩擦湧泉穴。他一年四季每日堅持練功，從未間斷。有一天他去看望好朋友佛印和尚，夜裡就在寺裡住下了，寬衣就寢之前，東坡盤腿坐在床上，雙目微閉，先用右手按擦左腳心，接著又用左手按擦右腳心。睡在對面床上的佛印見他這副神態，打趣說：「學士打禪坐，默念阿彌陀，想隨觀音去，家中有老婆，奈何！」東坡回答說：「東坡擦腳心，並非隨觀音，只為明雙目，世事看分明。」佛印這才明白，蘇東坡做的是摩擦湧泉穴之術。

東坡之後，元代李治《敬齋古今注》卷六也介紹此法說：湧泉穴在足底心，人的濕氣皆從此入，所以平時得閒多摩擦此穴。方法是，先用左手握起左腳腳趾，用右手摩擦左足心，一直摩到千次以上，腳心發熱為止；然後放開左手，讓腳趾略略轉活。左腳摩擦好以後，又用同樣的方法摩擦右腳。

當時流傳——「鄉人鄭彥如，自太府丞出為江東倉使，足弱不能陛辭。樞筦黃繼道教以此法，逾月即能跪拜。」可見療效之速。此外，李治又見雪人丁致遠患腳病半年，起初連床也不能下，後來遇一道者教他這種按摩腳心的方法，久而久之下來，也告痊癒了。

對於按摩湧泉穴的好處和情味，清代張大復在《梅花草堂集》中還有一段很有趣的文字：「凌晨怯冷，雨氣混濛，故似小滿以前；涼風蕭蕭，天跡迴寂，又似秋分以後。城社之鼓喧闐，岐黃之舌同異，斯乃天之道，不可得而違。吾欲熏掃以當祈療，節嗇以養天和，抑正拍平？稟弱不喜睡，每夜啟火，炷蘭艾，坐赤帳中，左右換摩湧泉百十次，少汗乃止。亦時觸床，臥不及鼾，覺神血清穩，夢亦無異。故嘗為家人布告此方，聊復記之。」把祕方布告家中，人人按摩，不亦佳乎！

現代養生學者也倡導此法，認為摩擦湧泉對治療失眠症最有效。不用手摩擦，用腳也可以。冬夜天寒，夜深難寐，在被窩中用一隻腳的大拇指或腳跟去摩擦另一隻腳的腳心，交替摩擦各做36下，不一會兒即心情平靜，坦然入眠。

湧泉穴對應的身體部位是腎上腺，腎的功能與性機能有直接的關係。摩

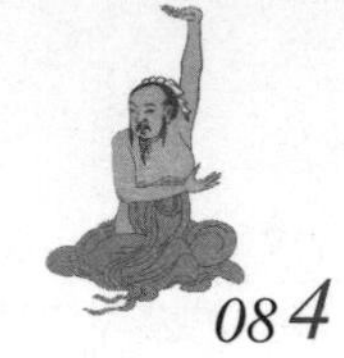

084

擦湧泉穴不僅可治失眠，而且可強腎，並進而產生強精回春之效。

第二章

CHAPTER

不可思議的精力十足運動法

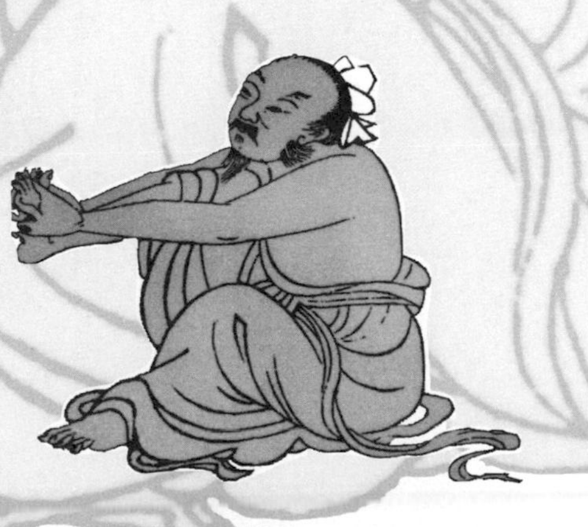

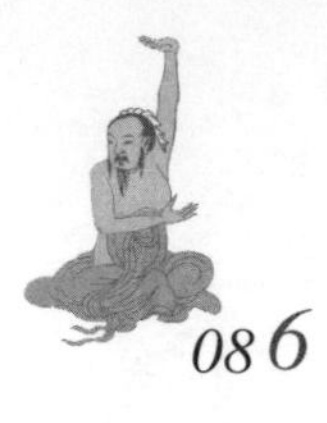

剖析古代按摩導引，它對人體產生的生理效應是促進血液循環、疏通毛竅、滑利關節、消除疲勞。這種效應無論對於改善神經系統、循環系統、呼吸系統，還是改善消化系統、泌尿系統、運動系統的健康狀況，都有莫大的促進作用。然而，按摩導引也不是隨時可施的，比如當人體處於各種急性感染症、熱性病、傳染性疾病、結核病，以及血友病、血小板減少性紫癜，或開放性損傷、骨折時，就當視按摩為禁忌了。

東漢名醫華佗所創的五禽戲，是按摩導引術中極為著名的一種。當時，華佗曾把這種五禽之戲介紹給他的弟子吳普說：「人體欲得勞動，但不當使極耳。動搖則穀氣得銷，血脈流通，病不得生，譬如戶樞，終不朽也。是以古之仙者，為導引之事，熊經鴟顧，引挽腰體，動諸關節，以求難老。我有一術，名五禽之戲：一曰虎，二曰鹿，三曰熊，四曰猿，五曰鳥。亦以除疾，兼利蹄足，以當導引。體有不快，起作一禽之戲，怡而汗出，因以著粉，身體輕便而欲食。」（《後漢書·華佗傳》）

後來，吳普照著華佗的話去做，一直活到九十幾歲，還「耳目聰明，齒牙完堅」得很。

在五禽戲的基礎上，後人增加數目，又創出一種「八禽之戲」。「八禽之戲」的名目是：熊經、鳥伸、凫浴、猿躩、鴟視、虎顧、鸖息、龜縮。五禽、八禽之外，按摩導引術中還有八段錦、十二段錦等功法。宋洪邁《夷堅志》說：「政和七年，李似矩為起居郎……似矩素於聲色簡薄，多獨止外舍，效方士熊經鳥伸之術，得之甚喜。自是令席於床下，正睡熟時，呼之無不應。嘗以夜半起坐，嘘吸按摩，行所謂八段錦者。」這是有關八段錦的早期文字記載。

明代高濂所著《遵生八箋》中，八段錦的名稱為——

一、叩齒集神，二、搖天柱，三、舌攪漱咽，四、摩腎堂，五、單關轆轤，六、左右轆轤，七、左右按頂，八、鉤攀。

在漫長的流傳過程中，八段錦又分為南北兩派。北派姿勢多用馬步，動作以剛為主，稱武八段；南派姿勢多為站式，動作以柔為主，名文八段。

到了清代，又有人仿《隋志導引圖例》，採《易筋經》「韋馱獻杵」等

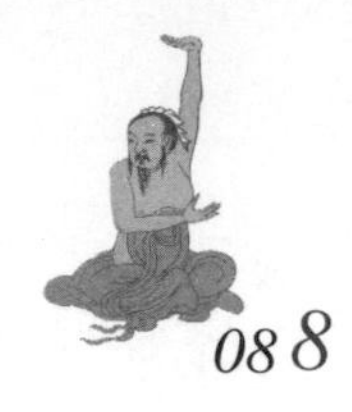

勢，分十二圖，一稱「十二段錦」。

傳統醫學理論認為——「腎為先天之本」，因此按摩導引術中尤其重視對於腎的護養。腎有內、外之分。外腎對男性來說，就是睪丸。古代洛陽人劉幾年逾古稀還精神不衰，體幹十分清健。後來劉幾之婿陳令告知人家說，劉幾之所以高齡而身體還這樣健康，在於「暖外腎而已」。他的方法是用兩手把睪丸兜在掌心裡進行保暖，同時靜坐調息一千次。做功時自我感覺——「兩腎融液如泥，淪入腰間」。可見是個「至妙」之術。（**引自洪丕謨《東方神祕養生術》**）

縱觀自古至今，不管是從醫學治病，或是養生長壽的角度來看，運動總是強身、健身亙古不變的重要手段。當然，運動的方法與種類也是相當多元化的，氣功、武術、舞蹈、登山、健行、游泳，以及各種球類等等諸運動，對身體健康的鍛鍊，當然也會有某種程度的貢獻！

但若以養生的目的為著眼點，有些競賽類的運動項目，例如：舉重、拳擊、短跑、馬拉松、摔角等等，則是不利於養生之道的，反而會造成運動傷害。一般而言，以養生來增強活力的運動，大都是以柔和、自然的簡易方式來進行的，而這些運動經過了幾千年的實證，流傳至今，也是因為它具有科學的原理，所以持續做這些運動，對精力旺盛、身強體健是絕對有其正面意義的！

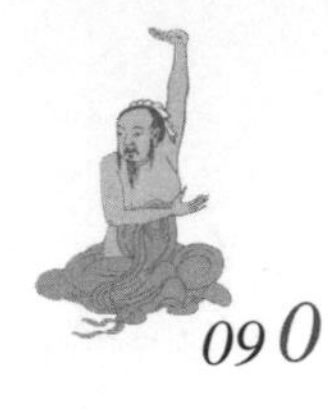

1 倒立運動・健康長壽

在《後漢書・甘始傳》中，有記載這位漢代著名術士的養生祕訣：倒懸。

倒懸，顧名思義，就是用繩子將身體倒掛起來，這種別開生面的養生之道，在古籍中也是常常被提及的。和倒懸同工異曲的即是「倒立」。倒立其實很簡單，初學者只要往牆角一靠，慢慢地即可學會。

大陸當代著名高僧海燈師父享譽海內外的「一指禪功」，到了九十幾歲，他還可以用一隻手指撐住倒立起來的身體，您說厲不厲害！當然，不管是一指禪或二指禪，這對一般人是不可能做得到的，不過如果是倒立的話，那麼每個人就都可以做到了。倒立的場所也要注意，要選擇萬一倒立不成，

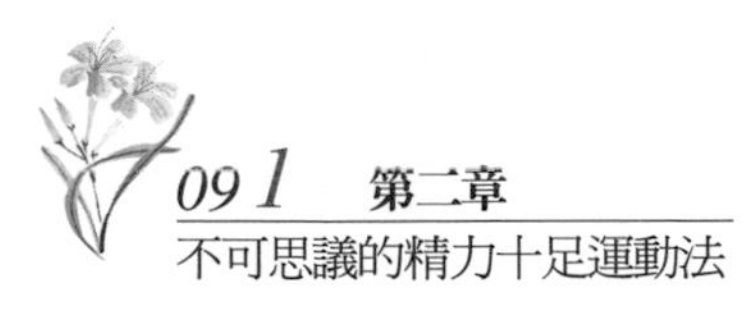

倒下來也不會受傷的環境，在室內的話應清除障礙物，在室外的話應選擇草坪（要注意草坪中的石子），如此才是安全的做法。

倒立可促進健康的道理很好理解，因為人在正常站立時，頭部需要的血量是靠心臟的壓力輸送上去的，而往上輸送顯然要比血脈下行費力得多，所以有些貧血病患者、心臟功能有障礙者常因頭部供血量不足而頭暈，由此併發失眠、健忘、神經衰弱、面黃髮枯等症狀。

另一方面，人在站立時，腹內五臟六腑皆由重力作用下墜，體腔下部的骨盆地方及體腔內壁的韌帶附著點，一直承受著同一方向的壓力和拉力。如果某一著力點疲軟，引起受力失常，某些器官或組織的功能也會受到影響，甚至會發生病變。當身體倒立時，以上兩方面的情況就都可以得到調整。

首先，頭部大腦、五官可得到暫時的充足血量供應，所需要的營養及各種物質都能得到足夠的補充。當倒立一會兒之後恢復正常站姿時，您會感到頭腦清醒、眼睛濕潤、面部發熱，精神為之一振。

其次，內臟對於體腔四壁的作用力方向的暫時改變，可以緩解某些部位

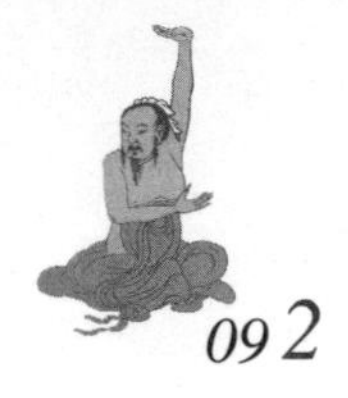

的疲勞，促進內分泌，增強各內臟器官的生理功能。倒立過後，您會覺得身體有變輕的感覺，因而可以獲得一般的體育活動，不能達到的舒暢。

現在倒立活動還不夠普及，一般人還沒有認識到它對於保養的重要意義，因此需要大力宣傳和提倡。實際上，已經有人在持續這樣做。某大學的校園內每天黃昏時，有位青年準時來到這裡，依憑著供戀人幽會的水泥凳子倒立半小時，熱天冷天從不間斷。有人看見感到好奇，但在看到他矯健的身段和神采奕奕且充滿自信的神態時，就會不由得產生躍躍欲試的念頭。

倒立可使人長壽，漢代的甘始和當代的海燈法師即是最有說服力的實例，今後還必將為更多人的實踐所證實。

2 腳尖直立・強精捷徑

現代人生活忙碌，壓力增加，所以很多人對性生活也顯得興趣缺缺，但是真正的原因是什麼呢？根據一項調查顯示，現代人的腦力進步了，但精力卻退步了，尤其是目前許多中生代正值三、四十歲的黃金年代，竟然也會發生勃起困難或精力消退的現象。

四十歲就精力衰退，若非是先天體質太弱或罹患重大疾病，否則似乎是太早了一些，以現代人的營養指數而言，六十歲仍像一尾活龍的也大有人在，所以在此我們要介紹一種能夠達到強精效果的，腳尖直立排尿方式，讓您不再欲振乏力！

在撒完尿後，身體會打顫片刻，而且感到一股寒意。東方醫學將此情形

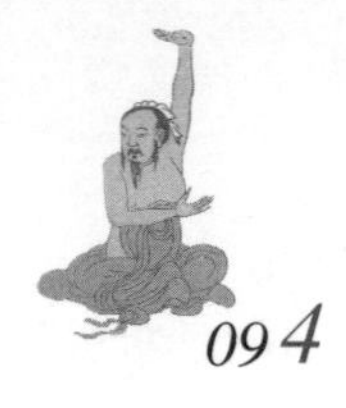

稱為「風寒」。身體在撒尿，如同冬天打開門窗一樣，換言之，是處在身體的汗毛孔及毛細血管完全鬆弛的無防備狀態。這時候最容易患上感冒，俗稱「風邪」。

因此，古代養生法強調，撒尿時不容一絲鬆懈。為使精氣不外洩，須咬緊牙關，腳尖直立，以門神的姿態撒尿。其實，這種作法具有強精作用；漢醫認為，這樣可加強腎功能。

女性也是如此。採以雙腳尖支撐身體的蹲姿，尤其加力於腳的第一、二趾，效果更為顯著（做久了，妳臀部的形狀也會更漂亮）。

如果每天連續五、六次這種腳尖直立排尿法，那麼經一個月、半年後，您的腎必能得到強化，成為精力過人的健將。

3 攪舌運動・口氣清新

一對金童玉女式的戀人，男的英俊瀟灑，女的千嬌百媚，任何人看了都會打從心底祝福他們，但不久之後兩人竟然分手了，旁人不禁感到萬分錯愕，並且為之惋惜不已！細問之下，才明白原委，原來兩人戀情加深，有一次在擁抱之後，女方發現這個男的患有口臭，因此就離開他了。

像這種情形不論發生在男性身上或女性身上，總叫人感到十分遺憾！口臭是令別人討厭，讓自己羞愧的毛病。

口臭的原因有先天、後天兩種。先天的來自遺傳，其口腔內的唾液腺分泌出一種具有特殊氣味的物質，因而產生口臭。後天的則是其他疾病的併發症，例如：便秘、消化不良、胃病等都會引起口臭。

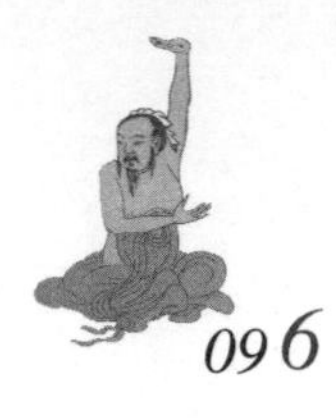

關於消除口臭，人們動了不少腦筋，如嚼口香糖以及使用漱口水等，但都只能產生一時的效果，並不能從根本上解決問題。

現在介紹一個消除口臭的祕方，就是攪舌運動。方法是，用舌頭舔舐口腔內各個部位，包括牙齦的裡側、外側，並將舌頭轉動，舔舐上腭、舌根、左右內腮，以及口腔深處靠近咽喉的地方。反覆攪動舔舐，每天多做幾次。這個方法簡便易行，早晨起床後、上班途中、在辦公室時（非講話場合）都可以進行，甚至在車上或行走時，也可以做。

每次攪舌若持續三分鐘，口腔內就會儲滿唾液（口水）。然後分三次一部分一部分地咽下去。唾液不僅能消除口腔內的致臭物質，而且在下咽過程中能滋潤、淨化食道內壁，咽入胃中又能促進胃的活動機能，強化胃的消化能力，消除胃內疾患引起口臭的原因。

攪舌運動對疾病引起的口臭有明顯的療效，對先天性的口臭患者，也能起到抑制或緩解作用。無口臭的人做一做攪舌運動也有好處，它可以防止出現口臭，而且可以促進舌部及口腔內各器官的血液循環，使肌體增強活力，保持口腔的清潔衛生。

攪舌運動可以和叩齒運動配合來做。古代道家修煉有一項內容就是叩齒，即上下齒輕輕叩擊，說是可以益壽延年。這是有科學道理的。叩齒可以強固牙齦，防止牙齦炎症，若長期持續，牙齒會較健康，不至於一上了年紀就成了「無齒之徒」。如果每天把攪舌運動和叩齒運動一起進行，做2～3次，那麼，口臭的毛病就可以很快地消除掉了。

想永保口氣清新、精神爽朗嗎？趕快開始做攪舌的口腔運動吧！

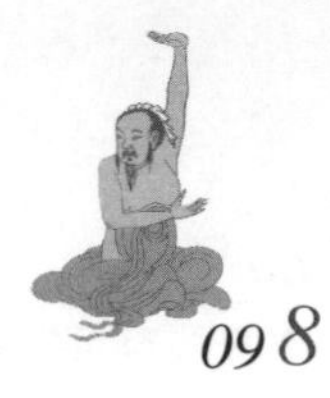

4 眼部運動・明眸亮麗

「回眸一笑百媚生，六宮粉黛無顏色」，很熟悉的句子吧！是的，這就是唐朝大詩人白居易的長恨歌，描寫的就是李隆基與楊玉環的一段綺麗戀情。

眼睛水汪汪的，並能表現出優雅的儀態，不論男性或女性，都是極富有魅力的。楊貴妃就有這麼一對誘人的明眸，難怪貴為天子的唐玄宗也拜倒在她的石榴裙下不能自已，還令她的哥哥楊國忠搞得大唐搖搖欲墜，眼睛的力量實在可怕呀！

當代，不管是中外演員或影視歌星都特別重視眼神，目能傳神更有益於表達感情。前一陣子有一部美國電影，片名就叫做《媚眼殺機》，可見眼睛

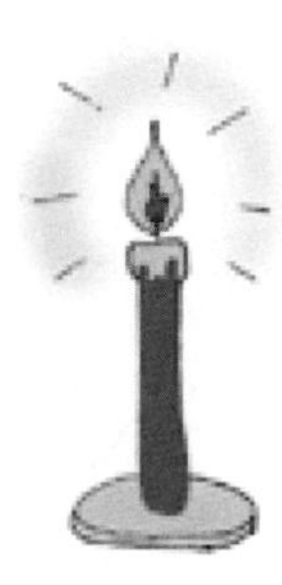

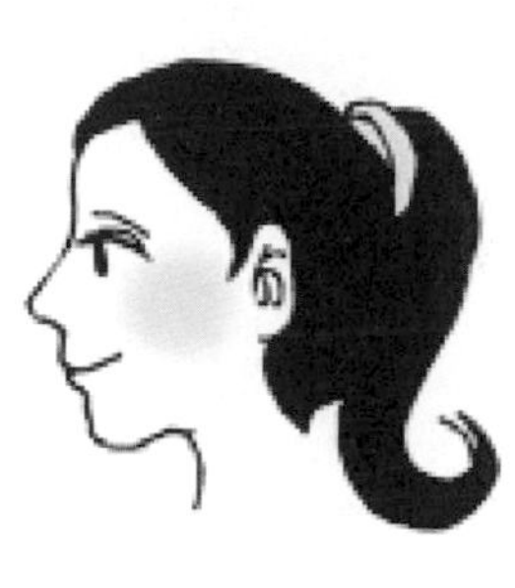

也是一種可怕的殺人武器。但為使眼睛保持明亮和光澤，古代名伶們經常進行一種被視為祕密武器的眼睛訓練方法。

訓練的方法是：首先準備一根蠟燭，關掉電燈（白天要用厚窗帘遮住光線），使房間昏暗。點燃蠟燭，把它放在與自己眼睛等高的地方，然後坐在距蠟燭三步遠的地方，坐姿端正，兩手放在膝上，雙目平視，望著燭火。

凝望5秒鐘，使心情平靜下來，之後頭部向左慢慢轉動，直轉過九十度為止，轉動時保持著使目光不離開燭火。再慢慢轉回到正面，之後將頭部向右慢慢轉動，也轉九十度，同時目光不離開燭火，再慢慢地轉回到

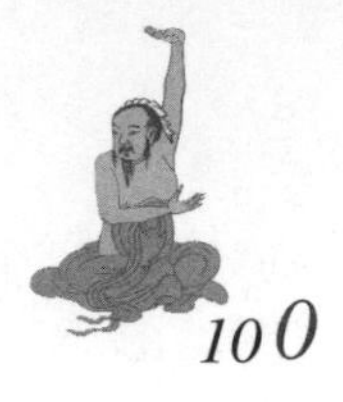

正面。

接著，兩手放在腰部背後，合在一起托住後腰，身體慢慢向後仰，但頭部保持直立，目光不離開燭火。後仰到不能再仰的時候，慢慢恢復原狀。這樣算一遍，每次練習30遍左右。每天能做一次最好，如果因為工作繁忙，則至少每星期要做一次。

眼部運動的原理是鍛鍊眼球的活轉能力。當頭部偏轉九十度時目光仍能看到正面目標，這樣眼球在眼眶內轉動起來，就顯得格外靈活了。同時，由於眼球的活動能力增強，也促進眼眶內部血液循環和腺體的分泌功能，使眼球保持濕潤因而更顯出光澤。

另外，眼部運動還具有安定精神的作用。當您做這種運動時，注意力是集中的，只一味凝視燭火而不再想別的事情。因此，這種運動能消除焦躁、緩解疲勞，對精神修養來說，能產生非常好的效果。

5 轉足運動．起床有勁

早早就醒過來，可就是起不了床。賴床的習慣可分為兩種，前者是患有慢性疾病的人，心有餘而力不足，後者則是習慣性的懶惰，這實在真叫人著急，有的是上學太遲了；有的是上班來不及了！事實上，早上賴床是很浪費生命的一件事！關於「早起」的好處，沒有親身體驗過的人是無法體會的。人類生存的歷史已有千百年之久，以前的人都是「日出而作，日落而息」的早起族，而「夜貓族」則是近百年來的產物。

在日本有一項百歲以上人瑞的統計，根據調查的結果，在七千多個百歲人瑞中，幾乎都是早睡早起型。由此可證明早起的人較符合人類的原始生理時鐘，早起不但對身體好，在健康方面也有令人刮目相看的好處！（見《早

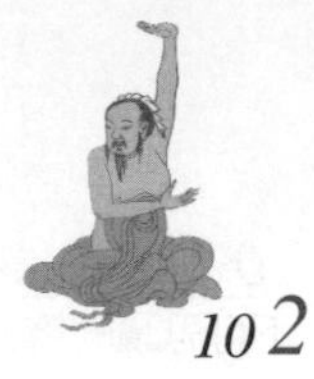

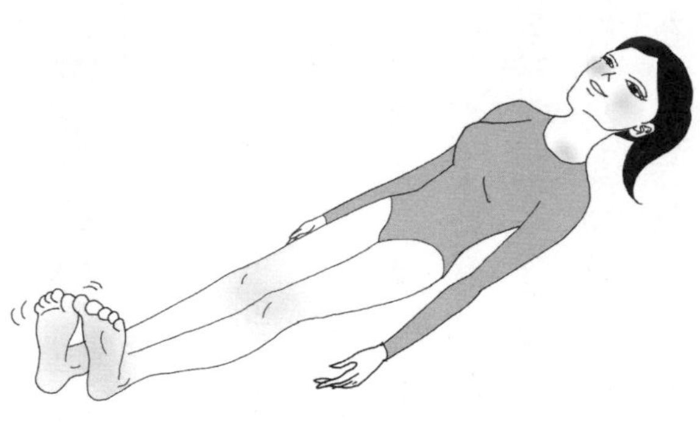

起的人更健康》稅所弘著）

由此可知，早上賴床不是好習慣，它不但對健康不利，而且會影響當天的工作計畫。克服起床惰性需要靠個人的意志，但如果意志不夠堅強，或者因為患有低血壓一類的疾病，那就常常會因起床太晚而誤事了。

現在有個好辦法可以克服起床惰性，那就是——「轉足運動」。

〔做法〕 醒來後仍保持睡姿，仰臥，腿伸直，兩腳脖子同時一繞一繞地向外轉30回以上，再向內轉30回以上。反覆數次，就會覺得血液流動順暢，頭腦變得清晰，馬上產生起床的強烈欲望。

如果每天早晨持續這樣做，就會養成一個好習慣，一旦睡醒，胸部自然就會想扭動起來。而且轉足運動對於治療慢性腿關節炎症或預防這一類的炎症也有益處。

如果做了幾遍轉足運動，起床後頭腦還不夠清醒，那可能是因為您前一天的工作太勞累，或是夜晚睡眠的時間真的不足，這時，您可以再做一下手腕繞轉運動，作為對轉足運動的輔助。

〔方法〕　身體站立，兩臂舉起，張開手指，兩手手腕從內向外轉動8次，再從外向內轉動8次。反覆4次，共轉動32次，就會感受到明顯效果。轉手腕和轉足的道理相同，都是促進體內血液循環，如果兩種運動都做一遍，人的大腦和內臟各器官，就會全部從睡眠狀態中喚醒，適應新的一天開始的各種工作。

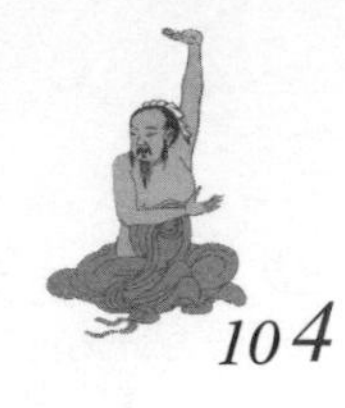

6 甩手運動・可治各種慢性病

甩手運動是自古就極受歡迎的，雖然這只是兩手前後擺動的簡單運動，但有非常好的效果。

尤其是做為中風、動脈硬化、高血壓症、低血壓症、關節炎、神經衰弱、心臟病、腎臟病、月經不順等婦女病、產後各種症狀，以及各種成人病等疾患的治療運動，在臨床病例中有很好的效果。

〔做法〕 身體站立，兩腳平行張開，與肩同寬。上半身儘量放鬆，下半身用力站穩。兩隻腳的大腳趾使勁著地，這樣可增加站姿的穩定性。手腕放鬆，手掌輕輕張開。兩手用三分力向身體前方伸出，再用七分力向身體後方甩去，一前一後地重複進行，過一會兒就會覺得身體暖和，即使在冬天也會出汗。

如果連續甩100次而不覺得太累，即說明您的身體素質不錯；但如果感到疲倦或頭暈，那就是身體衰弱的表現了。用這樣的方法，早上、中午、晚上各做100次，堅持下去，逐漸增加甩手的次數，使每日三遍甩手的總數達到一千次，對身體各種疾病的療效，則將更為明顯。

持續實施此運動後，身體會倍覺輕爽，皮膚呈現光澤，食慾增加，肩痠痛消失。這是因為甩手運動，能夠促進血液循環順暢之故。

中國古代的健康法是以保持「上虛下實」的狀態為原則。也就是，身體上半要保持柔和（上虛），相反的，下半身要結實（下實）。

現代人中，約有三分之二的人每天都只是坐在辦公桌前工作，極少走路，再加上汽車普及，更是懶得走動，以致下半身越來越無力。結果，血氣升到上半身，導致血液在上半身形成充血狀態，這種現象即可謂之「冷暈」狀態。

讀者之中，必有時感頭暈發熱、足尖發涼、站立不穩、突然站起即會眼

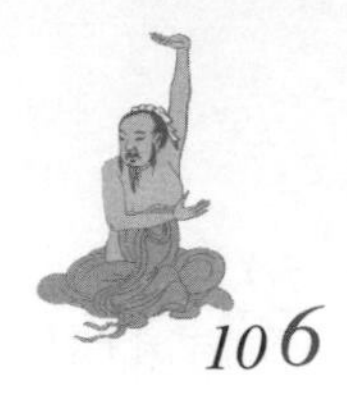

花等症狀的人。這不是「上虛下實」，而是「上實下虛」的狀態，乃是容易罹患疾病的危險信號。

如何使這種狀態恢復正常呢？最佳方法就是甩手運動。從手指尖到腳、腳跟、腳尖的血管循環暢通，當能預防疾病，也是保持「上虛下實」狀態的最理想運動，而這即是甩手運動。

同時能促進各種疾病盡速恢復健康，尤其適合慢性病患者。

曾有一位醫生太太（四十六歲）常常因為頭痛、肩痠痛，以及月經不順而苦惱，雖試過各種西方醫學的治療法，但僅在治療期間發生作用，隨後又恢復原狀。自從做這種甩手運動後，僅一週的時間就有了明顯的效果，一個月後頭就不再痛了，嚴重的肩痠也消除了，連她自己都覺得難以置信哩！

甩手運動也要注意一點，力道要抓好，先用小力氣試一試，再逐漸加強力道，不要太過用力而甩到脫臼了，那可就麻煩大了。

沒有罹患慢性病的人持續做甩手運動，也會有明顯增強體質的效果。做一段時間之後，身體會感到輕鬆，皮膚會變得有光澤，面色會紅潤起來，食慾增強，精力充足。老年人能延緩衰老，中年人會顯得年輕，青年人則可以保持青春。對於那些常在室內工作，尤其是伏案寫作的人，做甩手運動更是大有益處。

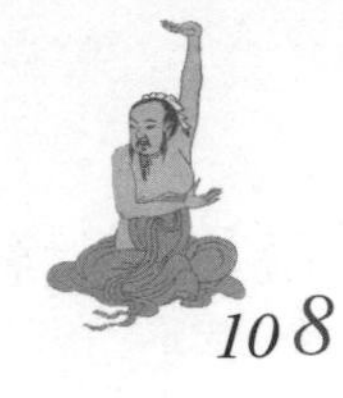

7 扭腰運動・整體健胃

脊椎對於人體來說非常重要，它是神經傳導的主幹道，又是上半身重量的支撐者。脊椎彎曲是衰老的標誌，嚴重者未到老年就成為駝背。駝背者行動不便，深感痛苦，而且影響人的形體美，甚至還會遭到嘲笑。

要想不至於老年駝背，最好的辦法就是持續做扭腰運動。

〔方法〕　身體站立，兩腳平行張開，與肩同寬，上身放鬆，下身站穩。腰部向右後方扭轉，此時兩腳不要移動、頭部隨身體自然轉動。兩臂自然伸直，離開身體約四十五度，兩手距離比肩略寬，也隨身體轉動揮向右後方。轉到不能再轉時，回歸原狀，再向左後方轉動。這樣一左一右地反覆進行，開始做每次可轉30回，以後逐漸增加次數。每天早晨、中午、晚上各做

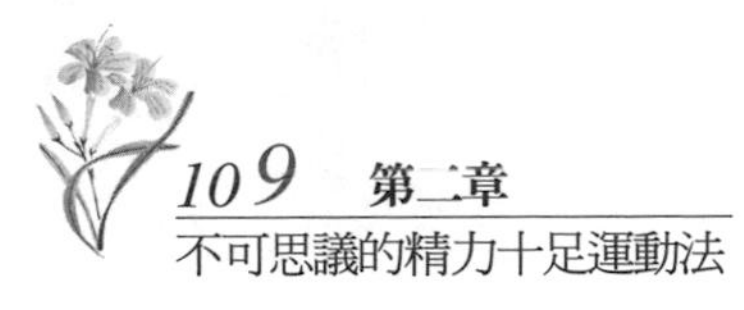

100次為最好，或者早、晚各一次，每次150回也行。

扭腰運動的原理是促進腰部的血液循環，保障脊椎的生理功能。持續做此項運動，能預防腰脊肌肉組織炎症、腰脊勞損及腰椎骨質增生等症。而且能消解腹部脂肪積存，使腰圍變細，對女性來說，若想保持婀娜腰肢，選做此項運動最為合適，同時還可取得豐胸的效果。

另外，扭腰運動還有健胃功能，能調整大小腸、肝臟、胰臟等消化器官的功能，患有便秘、慢性腸胃病的人，做這項運動大有益處。

扭腰運動還可附加一套動作。方法是：身體站立，兩手放在背後，小臂交疊後用手抓住。上身後仰，保持身體平衡，仰到極限時再恢復原狀。後仰的程度一般應超過四十五度，否則就不合規範。每2～3天做一次，每次不少於10回，持續一段時間就有明顯效果。這套動作和前面扭腰運動一起進行，可保持脊柱直立不會彎曲，這樣就不用擔心老年會成為駝背了。

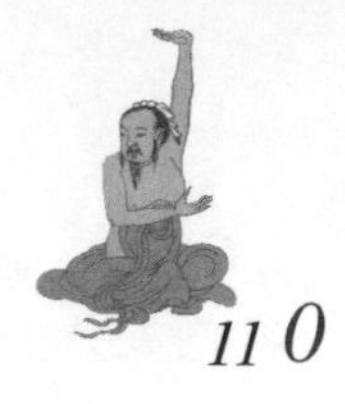

8 後彎腰運動・精力之源

做完甩手運動、扭腰運動後，如能加入這個運動，那就更加完善了。整天埋首伏案的辦事員，缺乏運動的女性或家庭主婦，最好能多利用空閒做此項運動。

首先將兩手交叉在背後，然後身體儘量向後彎曲，彎至不能再彎為止，再抬起身體。彎不到九十度的人，至少也要彎到四十五度才算合格。一天10次，很快的就會出現效果。對於腰已彎曲的人也有效。有持續做此運動而使已彎的腰變直，從此不再仰賴手杖行走的實例。

這個體操不但可伸展背骨，也可刺激精力根源的腎經、肝經的經絡（與生殖器有關），使之產生活力，也因此發揮了極驚人的回春效果。四十歲以上的男性務必要實施。

9 倒行運動・調節神經

倒行運動就是倒退行走。這是興起歷史不長的一項運動，不少人持續這樣做，得到了明顯的益處。

方法很簡單，只要有一塊寬廣的空地，或在車輛與行人較少的公路上都可以進行。採取站立行走的姿勢，只是不向前而向後。頭部不要扭轉向後看，要面朝前方，兩腳交替向後退去。在開始時先回頭看好一段路程，了解到沒有障礙物或坑窪危險之處後，開始慢步倒行，估計這段路程走完，再偵察清楚一段路，繼續走下去。速度不可太快，如果道路條件較好，稍微快一點也可以，但要注意安全，如果每天早晨和傍晚各倒行百米，持續一個月左右必有效果。

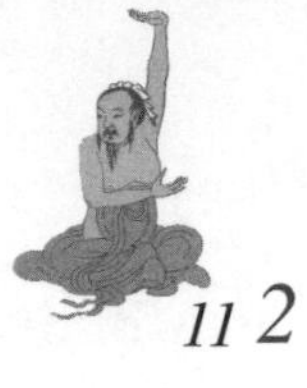

倒行運動的原理是用反常動作刺激人體神經的控制系統，增強大腦和神經傳導組織的生理功能。本來人的神經活動已形成固定的程序，當這個程序出現異常情況或紊亂現象時，就會罹患神經系統方面的疾病，如：神經衰弱、失眠健忘、手足痙攣、反應遲鈍等。對這一類的病症，有些藥物雖可以治療，但效果並不顯著，而倒行運動可以補藥物作用之不足。

倒行運動除了調節神經的作用之外，對於腰腿疼、關節炎，及內分泌失調等疾病，也都有很不錯的效果。

另外，小孩子或少女走路總是低著頭，久而久之也會彎腰駝背，倒行也可以讓他們體態優雅，得到美姿效果。

倒行運動可以兩人一起做，一個人做，另一個人提醒他的後路，再交換做，這樣等於多了一層防護措施，而且運動有伴也較能持之有恆，不至於半途而廢！

10 拍膝運動・消除緊張焦慮

當代生活節奏加快，給人一種緊張感，尤其是在大都市裡，人們的時間觀念很強，上班工作常常分秒必爭，照管機器時更要受現代化生產程序的約束。緊張的生活容易使人焦躁，進而造成人體各生理功能障礙。近些年有人提出所謂的「城市生活綜合症」，就是指這一類的疾病。

拍膝運動是現代人消除緊張、焦躁及預防「城市生活綜合症」的最佳良方。

〔**做法**〕　身體站立，兩腳交替踏步，抬高兩膝，同時兩手前伸，手掌向下，右膝升高時用右手、左膝升高時用左手，使兩手能碰到膝頭上部之內側，動作的快慢應和快速行走的速度差不多。

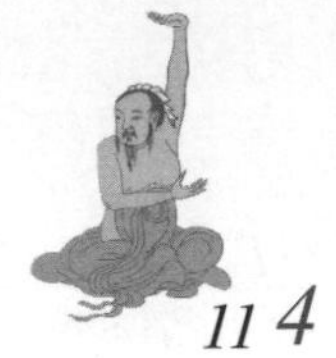

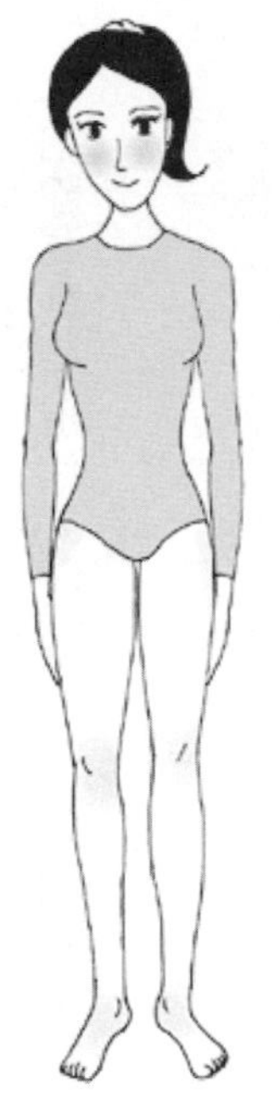

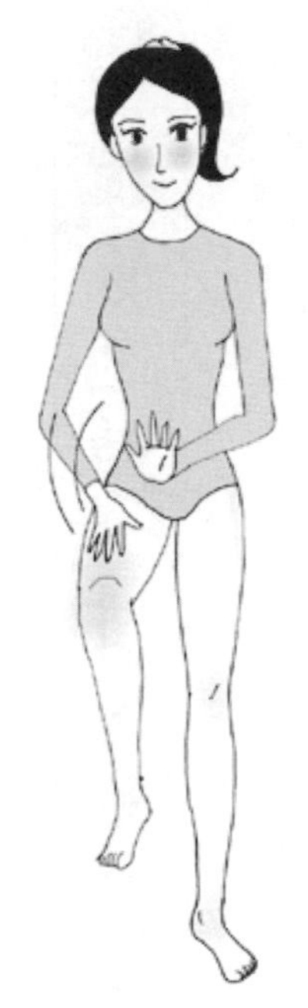

借助拍膝能刺激手掌與膝部，促進下半身血液循環。反覆做50下就會感到身體清爽，緊張、焦躁感全消。患有歇斯底里症的婦女，做此項運動能減少發作的次數。

11 貓式運動‧可治百病

中國古代的養生學提出一些鍛鍊身體的方法，是模仿動物的動作的。如華佗創立的「五禽戲」就是典型的例子。《後漢書‧華佗傳》中，寫華佗把他的方法傳授給弟子吳普，說：「我有一術，名五禽之戲：一曰虎，二曰鹿，三曰熊，四曰猿，五曰鳥，亦以除疾，兼利蹄足，以當導引。體有不快，起作一禽之戲，怡然汗出，因以著粉，身體輕便而欲食。」

吳普照著老師的話去做，後來活到了九十九歲還依然「耳聰目明，齒牙完堅」。後人在五禽戲的基礎上又增加了幾種，創出「八禽之戲」，其名目有：熊經、鳥伸、鳧浴、鴟視、虎顧、鷂息、龜縮等。這些鍛鍊方式也都具

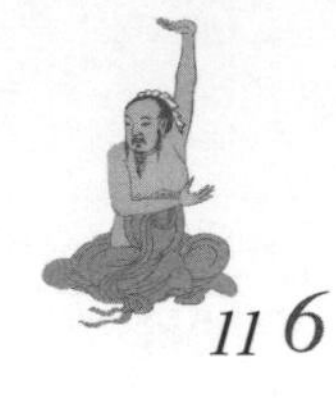

有良好的效果。

今人又提出「貓式運動」，和古代的五禽、八禽道理相同，都是在養生方面的「仿生」活動。所謂貓式運動，有人描述為——「就像貓伸腰似的」，或者也可稱為——「貓之伸展運動」。

此項運動在木質地板上做最佳。

首先，端正站立，手腕放鬆，像蛙泳划水似地把兩臂張開，划一圈再落下，反覆8次。接著，兩臂側向抬起，彎膝下蹲，蹲到一半即恢復直立，也反覆8次。這是準備動作，目的是活動筋骨，就像游泳前的暖身運動一樣。

其次，彎曲膝部，跪在地上，上體前俯，兩手掌著地，下腭向前伸出，像用舌舔地面似的向前移動。此時身體貼著地面，臀部翹起，移動過程中，兩手支撐著上身體重，當移動到不能再往前時，慢慢退縮回來，恢復到上體直立、兩臂下垂、跪在地上的狀態。還要注意，在身體前移作「舔地」動作時，要輕輕地吐氣，回到上體直立跪地姿勢時要吸氣，動作要慢。這樣反覆「舔地」8次，然後站起來，在地上轉圈，大步走八步。此時身體放鬆，相

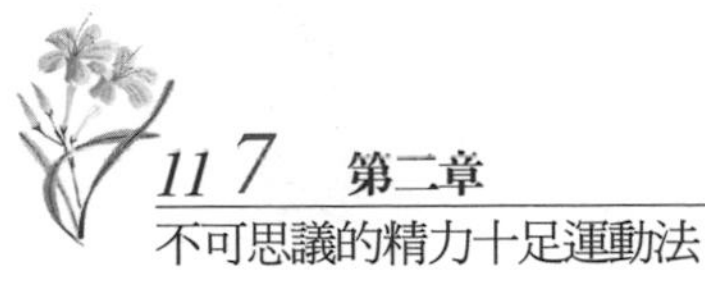

貓式運動

①直立後兩臂放鬆，集中精神

②雙臂抬起，與肩水平

③雙臂放下，身前交叉

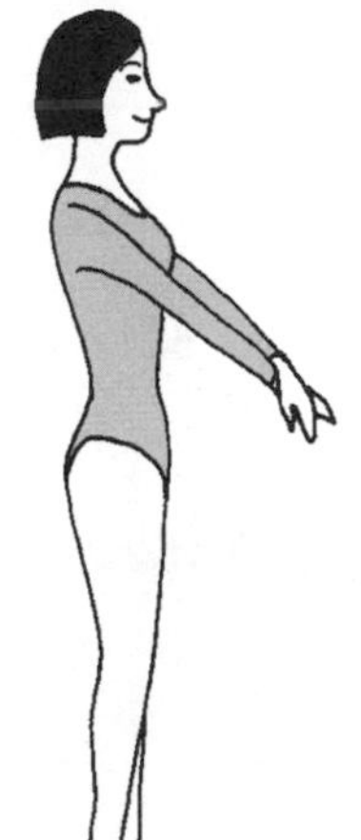

④以蛙泳要領，反覆八次

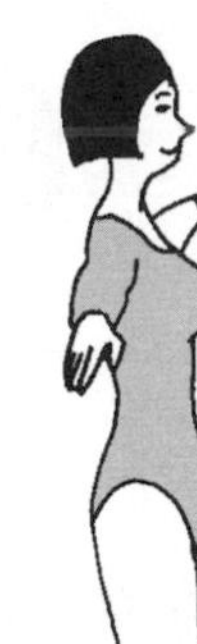

【圖二十一】

⑤第八次後兩臂緩緩放下

⑥張開雙臂，採取跪姿

⑦跪姿後，放下雙臂

⑧雙掌著地，與肩同寬

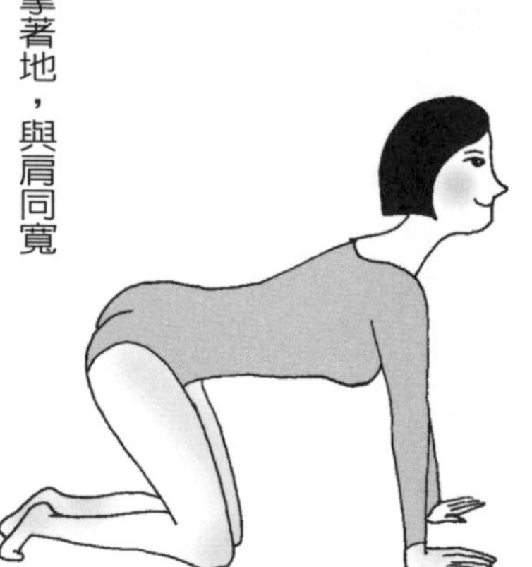

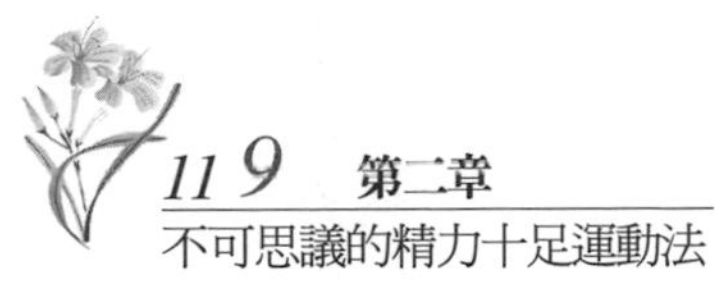

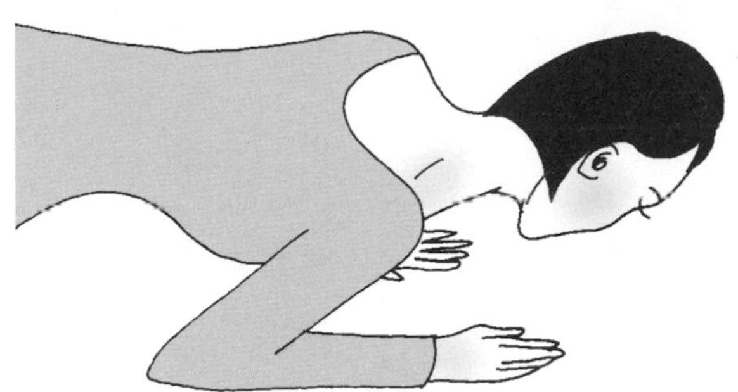

⑨雙肘彎曲，臉貼近地面

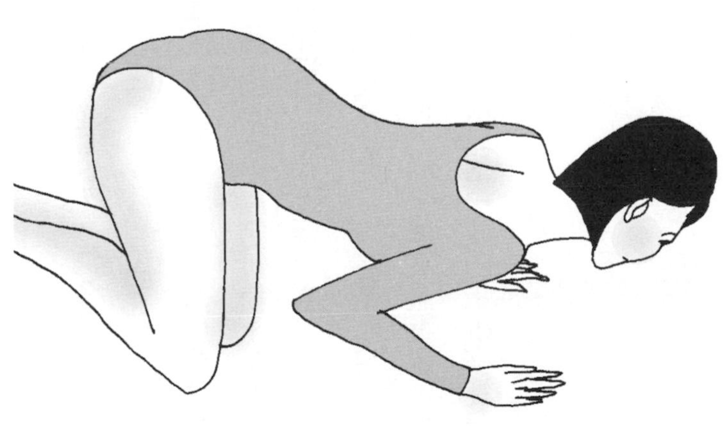

⑩以舔面前之地為要領，重心移到肩膀，臀部聳起

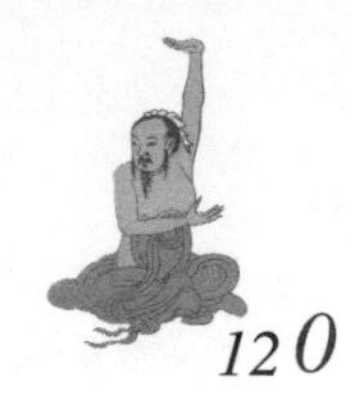

當於暫時的休息。

之後，再按照前面的方法做8次，再起立走8步。反覆8回，共做64次，走64步，以符合古代《易經》八八六十四卦的數目。

有足疾不能行走的人，也可做貓式運動，只要免去走步的程序就行了。

這套動作做起來儘管有些可笑，但作用是很大的。它可使全身的肌肉、關節、脊椎都得到充分的鍛鍊，特別是對脊椎的鍛鍊最為適度。脊椎一線集中了人體的許多重要穴位，脊椎方面出了毛病會引起全身各種疾患，並且加速各器官的老化。因此，貓式運動藉著鍛鍊脊椎，能治療高血壓症、神經衰弱、貧血、性冷感、肥胖症等。女性做此項運動對治療及防止子宮後傾，尤其有效。

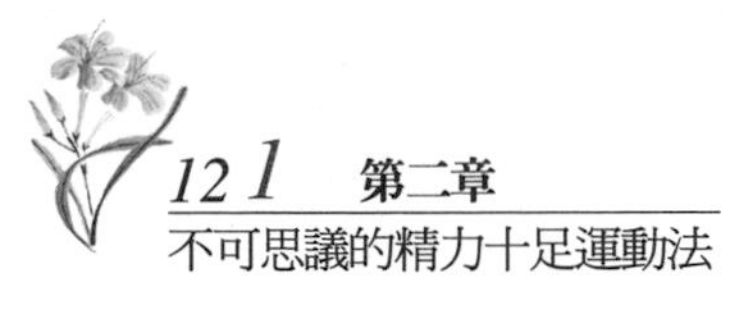

12 爬行運動、精力絕倫

爬行運動和前節所述的貓式運動都是模仿動物的運動方式。做起來非常簡單，就是像七個月的嬰兒那樣，用手和腳在床上或地上爬來爬去，只是膝部不可觸地。

待動作熟練了，再像虎、熊、豹等動物那樣行走，也可適當加快速度。

有人會認為，這是讓人倒退到原始社會之前猿猴未進化為人類時的狀態。孰不知，這正是爬行運動有益於健康的奧祕所在。動物用四肢著地行走時，腹部向下，內臟受地心引力的影響，皆向肚皮墜壓，胸腹之間的膈膜不受力，胃對腸亦不施加壓力，這樣內臟各器官的功能皆能正常發揮。而自從猿進化為人類，能夠直立行走以來，內臟器官的壓力方向改變了，在下面的

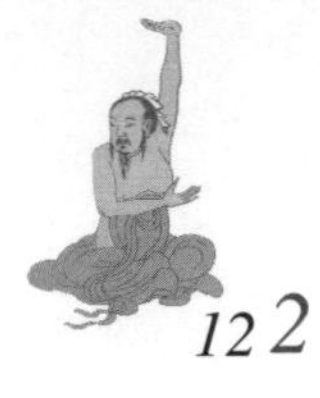

要承受在上面的重力，因此人類比動物更容易發生內臟方面的疾病。

現在做爬行運動，正是要有意識地調節內臟各器官之間的應力關係，進而增強其生理機能，提高抗病能力。尤其是胃與腸的關係得到明顯改善。有人按照這個方法練了一陣子的爬行運動，他的第一收穫就是食慾增強了，這不是明顯的效果嗎？胃的功能改善了，自然就會多吸收營養，這豈不是健康趨向良好的突出標誌嗎？

如果您持續做爬行運動時間更長一些，收益肯定不止在於腸胃。原本虛弱的身體，也會變得強健；若有失眠症，能使您安睡；若有腰疼，會明顯減輕；若有關節炎，會有所好轉；若有陽痿、早洩、性冷感等症狀，會使您恢復正常功能。總之，這項運動會使您獲得超過常人的旺盛精力，工作效率將會得到很大的提升，對生活會更充滿信心。如果還有懷疑，那就練一練，試試看，事實是最有說服力的。

不過，必定有許多人會懷疑：「這麼單純的運動，怎麼會……」現在，我們把時間倒回到比原始時代更早的時代去看看吧！

在那個時代裡，人類還是用手走路，而這就是運動的基礎。雖然不知人類是從何時開始用兩隻腳站起來走路的，但身體的結構或位置，並不因此而有根本性的改變，仍有許多部分是以手著地走路較為合宜，而且負擔也比較輕。

人類是以用手的靈巧和頭腦發達為代價，換來用兩隻腳走路的，可是這樣的結果，形成無防備的姿勢。除了人類以外，所有的動物，都是胸部或腹部朝下行走，也就是說，動物是用這種自然的姿勢保護身體要害。人類的要害也都集中在身體的正面中央。當人感到有危險時，就會蹺曲身體以期保護危險的部分，這證明人還是保留有動物的本能。

有一位三十二歲的男性，生來胃就較弱，稍微多吃一點就會下痢，屬於瘦而又神經質型，容易疲倦，早晨起床感到非常痛苦。為此，我要他實施此爬行運動，並以上述幾種運動為輔。一個月後，不但精神恢復了，食慾也增加了。

此運動效果只有做過的人才知道，先做一週看看吧！如神技般的爬行運

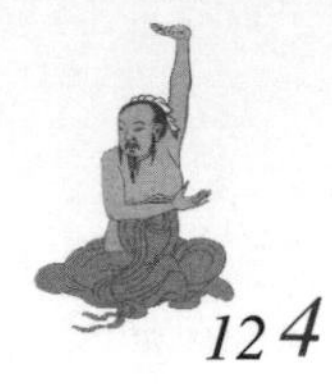

動，會使平常絕少用到的各種肌肉刺激所有的內臟，發揮內臟應有的機能，而且運動量比想像的多得多。

用現代醫學已罔效的人，以及針灸、按摩效果仍不理想的人，不妨向這最後一道關口挑戰。倘能因此而起死回生，不就是一顆救星嗎？

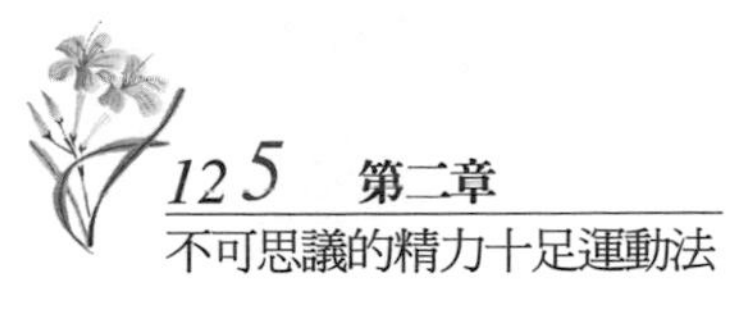

13 道家不傳的強精法

道家仙宗如何增強精力

讀者諸君，在此我們要說的不是增強精力，而是增強性慾，這聽起來雖然不太妥當，但在仙道而言，這樣說才是正確的，這並不是說要使性慾旺盛而儘量去性交，希望要的僅僅是性慾，而不是性交。

在密宗或喇嘛教中，有一些派系主張性交的歡喜狀態就是得悟，在仙道的修行中也有擁抱美女的房中術。所以提到增強性慾，只想到射精那一方面去了。

這是一種比喻，並不是說性交本身。確實，修行到某一階段後，就會達

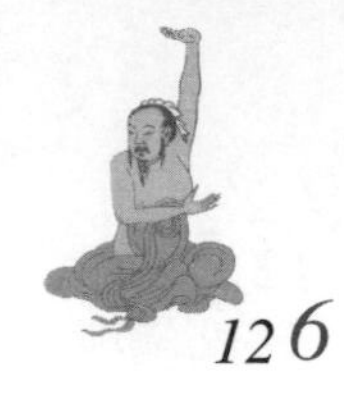

到恍惚狀態。可是這並不是像性交那樣，歡喜的恍惚狀態在極短的時間內就消失，而是達到能隨自己的意志，將陽物勃起或萎縮的狀態。將此恍惚狀態來比喻性交的歡喜頂點，也是相當了不起的聖人，但有些不了解的人聽起這件事，立即得其所哉的只一味貪圖「性」的逸樂。

本來，男人射精之後，很快就會從高潮狀態下恢復平靜。所以仙道的房中術雖然也射精，但在事前已經從對方那裡得來的陽氣，絕不會使根源減少。一般人本來就沒有多少精力，卻將那極少的根源有機會就想發射出去，當然就無藥可救了。也因此，經常為精力不足而苦惱。

在這裡所謂的增強性慾，並不是以發射為目的之增強，是要增強成為發生陽氣供應泉源的精力。

說到性慾，必會想到下半身的精力吧？陽氣是在下半身發生的，所以全身性的精力，不如乾脆使性慾增強來得更好。這也就是在此特別強調增強性慾的原因。

下腹部強化訓練

增強性慾最先要做到的，就是強化下腹部肌肉。因為性能源的本體是熱力，所以要把這種熱力送到下半身。由於現代人少走路，多用腦，所以熱力就有偏頗在上半身的趨勢。在上部的器官都處於興奮狀態，可是在下面的器官機能都衰退了，而且所謂熱力也是一種氣的形態，也可以想像為電氣性的能源狀態，因此在上半身引起賀爾蒙系統或神經系統的電氣性不平衡。

加強下腹部時，這種氣的不平衡狀態就得以修正，成為能造成全身的熱力之調和狀態。不僅如此，尚能把熱力集中在下半身，故也能提高性慾。

暖和下半身後能加強性慾，這是生理學的定律。雖然也有一種叫金冷法的強精法，但也僅冷卻陰莖，並不是冷卻整個下半身。若任下半身冷卻，不但不能增強性慾，可能還會引起拉肚子的症狀。

具體方法是，首先要在使肚臍以下的下腹部儘量的凸出或凹下，凹凸的幅度越大越有效果。可不必顧慮場所和時間練習。進一步做呼吸法時，不僅

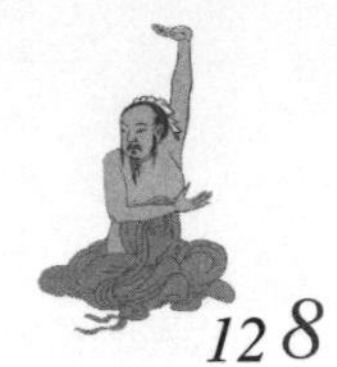

【圖二十二】

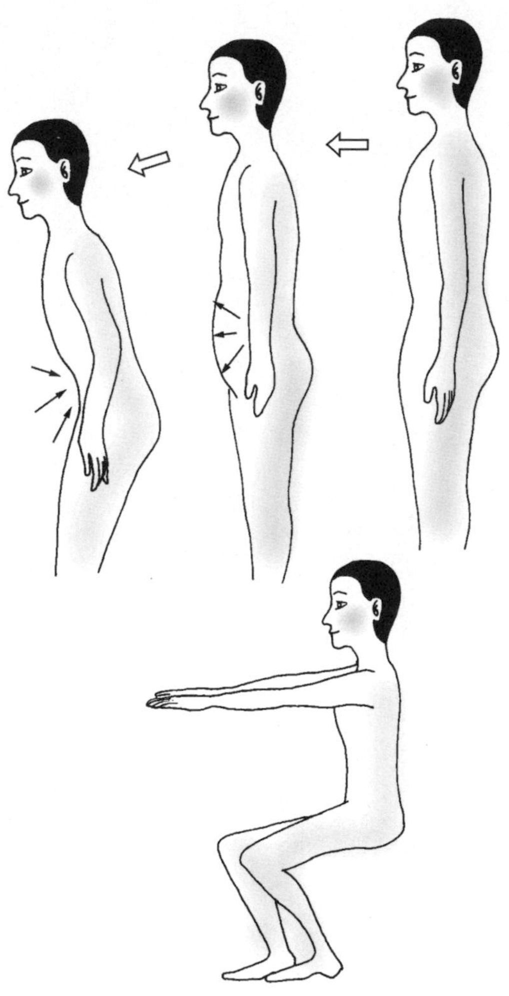

是在下腹用力，同時也要做下腹部強化訓練，這樣很快就會發生陽氣。在做練習時，上腹部當然也會動，動是沒有關係的，但是意識與力量必須集中在下腹部。

在做下腹部強化訓練時，最好能配合停止呼吸的方式。停止呼吸後，初期凹凸做五次，如果可能，就增加到十五次到三十次。必會感覺出發生熱力。當然，在增加次數時，呼吸還是在停止狀態。做到五十次左右時，就會產生強烈的熱力，用意識的力量可使它沿著脊骨上升，這是仙道中的不傳之祕，為了增加效果，加以馬步的姿勢來做，即可得到更大的效果。

如果做下腹部強化運動後會頭暈或頭部發熱，則必須一面冷卻頭部一面做，在頭上頂著冰袋就行了。這就是冷卻傳到頭部過剩的熱力，一面強化下半身，把熱力拉回到下半身。

總之，做這種訓練可以提高性慾，但不可射精，目的是在升高後變成陽氣。

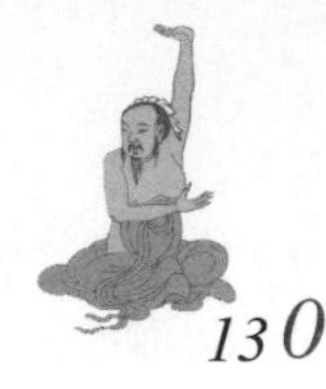

尾閭調整法

這種訓練是背三關調整法中的尾閭調整法，也就是肛門訓練法，亦有益於增強性慾，這是有道理的。鍛鍊括約肌後，熱力會集中在下半身，尤其是會集中在肛門。做過之後一定會發覺，在儘量收放括約肌時，肛門會發熱，那就是氣在集中了，這時就要練習活動從睪丸到陰莖一帶的肌肉，讓他動就行了。您會發現等於是在做將陰莖拉進身體裡來似的動作。這是很重要的動作，可吸收熱（陽氣）到陰莖裡，有將勃起狀態鎮靜的作用。要有意的將陽氣拉進體內，尤其是拉到肛門方向，要練習這個動作。即使是在仙道修行以外的時候，也能將不適於勃起時的陰莖，鎮靜下來。

更好的就是運用在房中術中，當她達到高潮時。看準時機，把熱的陽氣通過陰莖拉到自己的體內，吸收之後自己的陰莖已經證實了，所以陽氣不會洩出，如果在事後她說剛才的高潮和往常完全不一樣，特別強烈時，那就成功了，已經把對方的陽氣吸進來相當多了。

縮緊肛門的括約肌除了具有這種作用外，尚能阻止從腳或肛門外流的陽氣。並有吸收到陰莖的陽氣，阻止欲出去的陽氣，以及使陽氣通往尾閭的調整等廣範圍。說它是掌管下半身之陽氣也不為過，亦不能因平時僅用於排泄而輕視它。

肚下「穴道」的功效

強精法就是要鍛鍊下半身，而且實際上有相當大的效果。如果說鍛鍊下半身只有鍛鍊肌肉，那是大錯特錯的。在這裡和其他部位一樣，分布有經絡學上所謂的「穴道」。而且正如這附近的肌肉與增強精力有關一樣，穴道也有這種力量。

分布的情形是，以睪丸與肛門之間的會陰為中心，在身體的前面有任脈，後面有督脈經過。利用到的是以任脈的穴道為多。

從肚子向下用手指撫摸時，會發覺在恥毛的邊緣下有一個硬骨，叫做恥骨。從這裡到肚臍之間，以針灸學的量法叫五寸。五等分以後就是一寸。

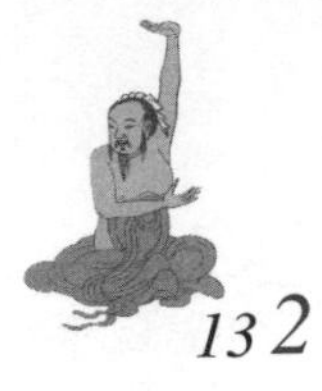

在臍下一寸處有個穴道叫氣海，據說是控制氣的地方，三寸處的地方有個穴道叫關元，俗稱臍下三寸是陰陽物，但針灸的量法不同，陽物是在臍下六寸，千萬不可弄錯。此外，還有曲骨、中極、石門等，具有同樣用途的穴道。會陰又叫海底，與頭頂的百會穴連在一起，督脈的是長強，這個穴道在肛內與尾骶骨的中間，與尾閭有密切關係。做下腹部強化訓練或鍛鍊肛門肌肉，就是要經過這些肌肉的運動，引起這些穴道發生作用的。

對下半身的穴道做強化運動，除了以上介紹的動態訓練外，尚有靜態訓練。

首先，靜靜坐下，調整呼吸，閉上眼睛，把意識集中在這些穴道上即可。臉微微低下，以閉上的眼睛瞪穴道，意識達到的部分並不是身體的深處，而是在皮膚上，這樣持續一陣子以後，可能就有人感覺出性慾在升高，如果精力沒有不足的情形，立刻就會進入這種狀態。相反的，神經敏感的人也很容易成為這種狀態。

可是，最適合做這種訓練的人，是在熱感以外會感到氣存在的人。在手、腳以外的部分氣雖然不容易集中，但在這裡則是手腳一樣容易使氣集中，而且精力也會升高，如果僅是意識一下就能不斷發生陽氣，就不必要做呼吸法，如此使氣流到尾閭，使其上升就夠了。

即便不是修行仙道的人，偶爾閉上眼睛將意識集中在這些穴道上也就可以了。精力的不足大致是可彌補的。上班族可趁在公司工作餘暇時做這種方式的訓練，比吃一些不管用的強精劑要有效得多。如果配合前面介紹的下腹部與肛門訓練並行，必能成為相當有精力的人。

第三章

CHAPTER

脫胎換骨的呼吸回春術

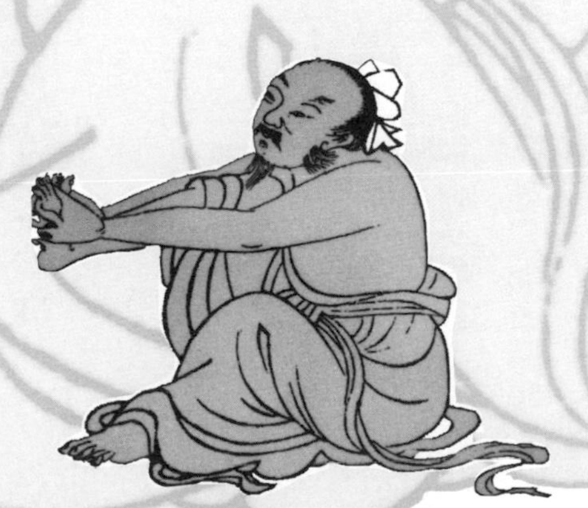

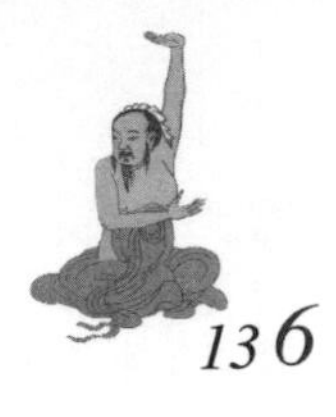

「人活著就是為了一口氣！」我相信大家都聽過這句話。這一口氣，指的就是呼吸，呼吸對動物而言，是比食物更重要的大事。

我們日常生活中進行的呼吸都是自發性的，但不是絕對的，而且這種自發性的呼吸不一定都是正確無誤的。呼吸會因為種種條件的變化而改變，而產生變化的呼吸不一定全都是對生物體有利的。因此，這種自發性的呼吸是不可以全盤信賴的。

然而，雖然善於呼吸及不善於呼吸對人生而言有著莫大的影響，但是一般人對這一方面的種種，卻不太重視、關心。

到底高明的呼吸方法或是對生物體而言，有負面影響的呼吸方法是怎樣的呢？

呼吸，若從養生的角度進行研究，可就大有學問了。古代醫家及養生學家非常重視呼吸。首先，他們把觀察一個人的呼吸作為鑒定其身體狀況的重要依據。身體健康則氣壯，身體衰弱則氣虛，呼吸短促急迫則肺有疾病，呼吸有雜音則氣管咽喉有炎症。呼吸與人的情緒也有密切關係。輕鬆無事時呼吸舒長，感情受到刺激時呼吸短促，內心受到壓抑時，常會發出深沉的歎息。其次，他們對呼吸的方法加以探討，提出了一系列的觀點。這種探討可追溯到很古老的年代。

梁朝著名的思想家、醫學家陶弘景在《養性延命錄》一書中有這樣的論述：「凡行氣，以鼻納氣，以口吐氣，微而行之，名曰長息。納氣有一，吐氣有六。納氣一者謂吸也，吐氣六者謂吹、呼、嘻、呵、噓、呬，皆為長息吐氣之法。」（呬：音四）

隋唐時期，我國佛教天台宗大法師智顗在其名著《修習止觀坐禪法要》一書中講到「六字真言」時說：「有師言，但觀心想，用六種氣治病者，即是觀能治病。何為六種氣？一吹、二呼、三嘻、四呵、五噓、六呬。此六種息皆於唇口之中，想心方便，轉側而做，綿微而用。頌曰：心配屬呵腎屬吹，脾呼肺呬聖皆知，肝臟熱來噓字至，三焦壅處但言嘻。」

明代冷謙著的《修齡要旨》中歸納了一系列歌訣，其中四季袪病歌云：「春噓明目木扶肝，夏至呵心火自閑，秋呬定收金肺潤，腎吹惟要坎中安，

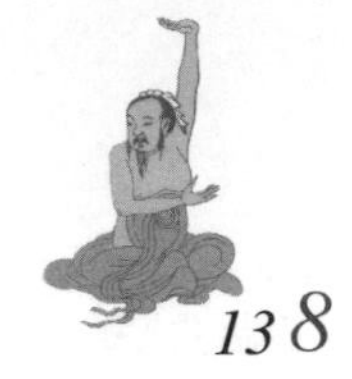

三焦嘻卻除煩熱，四季常呼脾化餐，切忌出聲聞於耳，其功尤勝保神丹。」

由以上的典籍中我們可以看出，呼吸之術是可以預防疾病與治療疾病的。以下介紹幾種對人體有益的回春健康呼吸法，相信對您日後的呼吸方式會有所幫助！

1 改造身心狀況的腹式呼吸

因為人類隨著文明的進展及機械的發達，就愈來愈少活動身體，所以很多人在不知不覺中就忘了腹式呼吸法，而變得無時無刻都在以胸部呼吸法的方式呼吸。橫隔膜收縮運作微弱、遲緩的人，換言之，就是沒有好好地實行上虛下實的人，今後有日益增多的趨勢，這從生命功能運作的觀點來看，絕不是個好現象。只以淺弱的胸部呼吸法在進行呼吸運動的人，會缺乏氣力，而且也容易體弱多病。

一般人的呼吸多半是胸式呼吸。吸氣時，肋骨向兩旁擴張，肺部充入大量空氣，而腹部處於正常狀態。呼氣時，肺部收縮，肋骨回歸原位。這樣週而復始地進行下去。

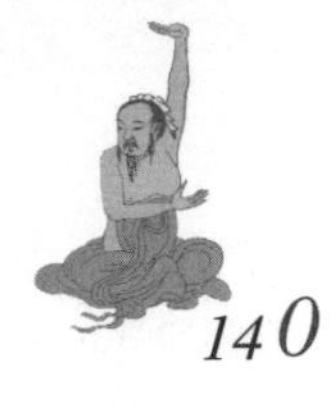

腹式呼吸則相反。吸氣時，肺部充氣，腹部鼓起，胸部處於正常狀態。呼氣時，肺部收縮，腹部凹陷。

有人認為女性都是胸式呼吸，男性都是腹式呼吸。也有人認為並不盡然，女性雖然大多是胸式呼吸，但有些女性則是腹式呼吸；男性雖然大多是腹式呼吸，但也有不少的男性是胸式呼吸。

如果平常為胸式呼吸者，練習一下改用腹式呼吸則大有好處。腹式呼吸時，腹肌充分收縮或擴張，在此運動過程中，腹腔內部，特別是腸與腸繫膜處的血液能良好地循環。而且腹式呼吸一次吸入的氣量大，每分鐘呼吸的次數比胸式呼吸要少，這有利於緩和緊張情緒，促進身體健康。

據說，在西方的歌劇演員都必須練習腹式呼吸。因為這種呼吸法能使肺部充入足夠的氣，發聲時能把音拖得很長，又能使聲音寬宏高亢，傳到很遠的地方。由於常做腹式呼吸，所以不僅能長久地保持好的嗓音，也能長久地保持青春的容貌。男演員如果已是習慣腹式呼吸的人，當然得宜於這一先天的優點；如果他是習慣胸式呼吸者，那麼也必須像女歌手那樣練習腹式呼

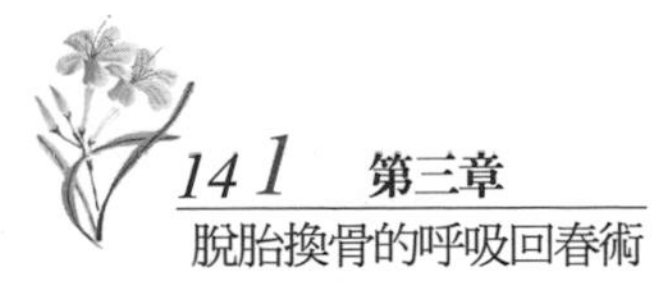

吸。

中國的戲曲演員也深知腹式呼吸的訣竅，因為不少劇種的聲腔中，都有延續得相當長的拖腔，單靠胸式呼吸是唱不好這樣的板式的。吹奏樂器的演奏者，例如：笛手、笙手、嗩吶手等，更需要依賴於腹式呼吸，他們常說要「運丹田之氣」，即是指腹式呼吸。

練腹式呼吸的方法是：把兩隻手放在肚臍下面的小腹上，慢慢地吸氣，同時使腹部慢慢地鼓起，這時手和腹都能清楚地感覺到氣體的進入。然後慢慢地呼出，同時用手輕輕用力按壓，使腹部塌下去。這樣反覆進行下去，不一會兒不用手輔助也能呼吸自如。練的時候要全神貫注，時間長了即可達到自然。腹式呼吸隨時隨地都可以做，每次二～三分鐘即可。

腹式呼吸對消化系統以及五臟六腑都很有益，能增進食慾、防止便秘。如果原來是習慣胸式呼吸的人，做腹式呼吸一段時間後，就會變得膚色紅潤而有光澤，精神也明顯地旺盛起來。

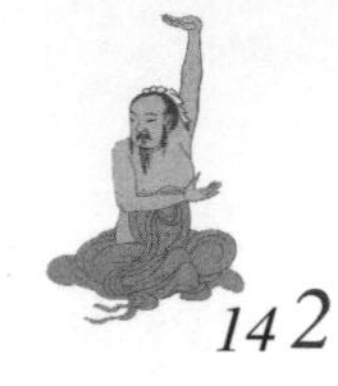

2 吐舊納新永保安康

練習深呼吸時，通常是從吸氣開始，但古代傳統的導引呼吸法則不同，首先要把體內的污濁氣體全部排除，然後再吸進新的空氣，特稱之為——「吐舊納新」。這正是我主張的呼吸法，亦即是回春呼吸法的基礎。

若用言語來解釋此法，似不夠詳盡，但毫無疑問的，人體是自然的在做這種呼吸法。例如，長時間的緊張過後或完成一件工作時，任何人都會深深地吐一口氣，這正是人類在無意識中，本能地做出「吐舊納新」的呼吸法一例。

莊子所著的《刻意篇》中，也提到長壽的祕訣，主張需學會這種「吐舊納新」的呼吸法，莊子那一時代對於這種呼吸法已在有識之士，及學習養生學的人們之間廣為流傳並實施，而且流傳至今日。

當身體疲勞或體調狀況不佳時，污濁的空氣或病原菌就會乘隙侵入抵抗力弱的體內。此時，將新鮮空氣送進體內的「吐舊納新」呼吸法，即成為極有效的防衛手段。

美國一位運動醫學家也說：「人類為確保健康，固然需要吃能增加體力的食物，但最基本的要項是，儘量將氧氣送入體內。」

的確，要維護健康就必須使身體內的各個部分充分獲得氧氣，可是現代人大多因運動不足，形成慢性缺氧狀態，以致各機能的作用遲鈍，不時的累積疲勞。要消除這些弊病，勢必要維持身體健康，而吸進新鮮空氣則是最佳的祕訣。

我在冬天時，縱使是夜晚睡覺，也將房間的窗戶打開少許，以便吸收新鮮空氣。在密閉的室內呼吸一晚，等於是不斷地吸入同一污濁的空氣，這會使身體變得衰弱，失去對病原菌的抵抗力。

現代人不僅暴露在污染的大氣裡，而且處在煩囂的人群中，時間非常

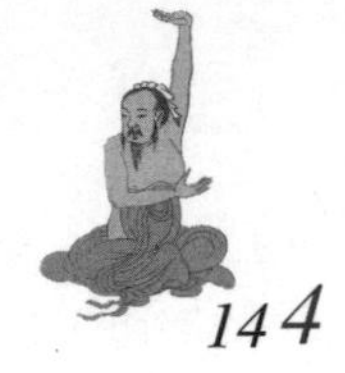

長。如擠在充滿人的公車裡或電影院裡，以及在大廈的辦公室裡度過一天中的大半時間。在這種環境下，務必要利用時間到外面實施「吐舊納新」呼吸法，好讓身體的每個角落吸進新鮮氧氣，使衰弱的各個機能得以復活，並且可以預防各種疾病的發生。

3 強精回春功效的逆腹式呼吸

就古代回春術而言，腹式呼吸法還是初級階段的呼吸法。以此當作健康法雖能獲得相當好的效果，但對強精、回春仍是力道不足。因此，再進一步的介紹中級吸縮呼脹法。

這種呼吸法與腹式呼吸法正好相反，可說是反呼吸。各位不必驚奇，這正是古代的仙人們作為長生不老的回春術，及修行的呼吸法祕訣。

首先，坐在硬椅上或是站立，閉上眼睛二、三秒鐘以穩定情緒，然後開始按「吐舊納新」的要領，排出肺裡的污濁空氣。

〔做法〕　吸氣時，將腹部收縮，使腹肌向內擠壓，這樣，吸滿空氣的肺充塞於胸部，肋骨自然向兩旁脹開。接著，向外呼氣時將腹部用力鼓起，

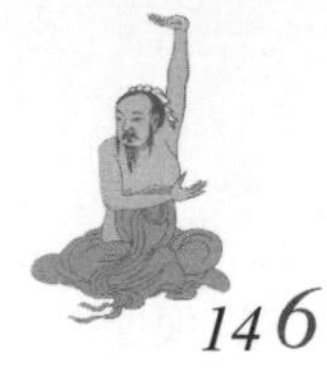

同時放鬆肩部。試著做2～3次，就能掌握要領。

在做逆腹式呼吸時，舌的位置也很重要。吸氣時，要把舌尖頂在上齒內側，用鼻吸氣。上齒內側是人體內任脈與督脈的連結點，有聯繫經絡迴路的作用。呼氣時要把舌尖放在下腭位置，把氣從口中吐出，同時身體要放鬆下來。

這種呼吸法最好是每天早晨、中午、晚上各練習一次。過一週後，您就會感到身體變得輕盈起來。此法可以強化腹部肌肉和腹部耐力，對高血壓症有治療效果。有人認為此呼吸法還可以調節內分泌功能，因而具有一定的強精、壯陽作用，凡是性功能衰退的人及陽痿、早泄等症的患者，皆可持續做逆腹式呼吸法，相信時間長了，一定會有青春回歸之感。

做逆腹式呼吸的缺點是，練得久了，會使腹部肌肉增厚，腹部向前突出，過早地出現「鮪魚肚」，影響外型美觀。但這並不是什麼大問題，總的來說對健康仍是有利的。

4 肛門運動可治早洩與陽痿

如果說僅學會活動肛門括約肌就可使陽痿或早洩減輕，而且使性功能更強化時，各位相信嗎？

我的一位朋友，他剛開始時是存著半信半疑的態度來實施肛門運動，但卻在不知不覺中治癒了陽痿。

繁忙的現代人由於緊張導致精力衰退，早洩或陽痿的情形比比皆是。可是在做極簡單的肛門運動之後，這種苦惱必能為之解決。希望大家一同來實施吧！

在發表這種肛門運動之後，得到了因此症而苦惱的許多病患的回響。如今，我深信已有許多人悄悄地在實施這個運動。

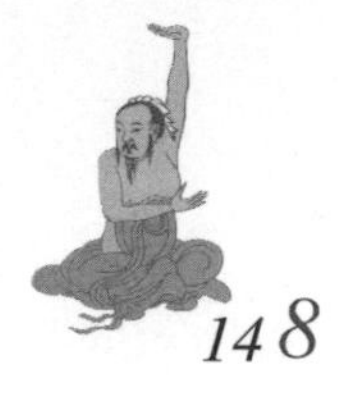

能不為人所發覺，而且在上、下班的公車上或坐在位置上，都能簡單就做好的運動，焉有不為的道理。

前面提及的那位朋友在慶幸陽痿治癒的同時，又十分惋惜地說：「如果能早一點知道，老婆就不會跑掉了。」

在別人聽來也許是一則笑話，但對他本人來說，卻是極重要的切身問題。為陽痿痛苦的人，請從現在就開始做肛門運動吧！

首先是吸氣。在鼻孔緩慢地吸入空氣的同時，下腹部逐漸鼓起，肛門的括約肌逐漸縮緊。做這些動作時注意力要集中，並加強意念，想像著天地之氣隨著空氣的吸入而進入體內，達於下腹丹田元海之中。

接著是吐氣。從鼻孔往外呼氣也可以，從口中往外吐更好。吐氣要徐緩，同時使腹部逐漸凹下，肛門的括約肌也同時放鬆（可以一下子放鬆）。這時集中意念，想像著體內的污濁之氣，也隨著吐氣而排出體外。

無論吐氣或吸氣，初練習時只須做五秒鐘即可。較熟練的時候，則延長至十秒之久。更熟練時，則拉長至十五秒，這樣效果會更好。若能超過十五

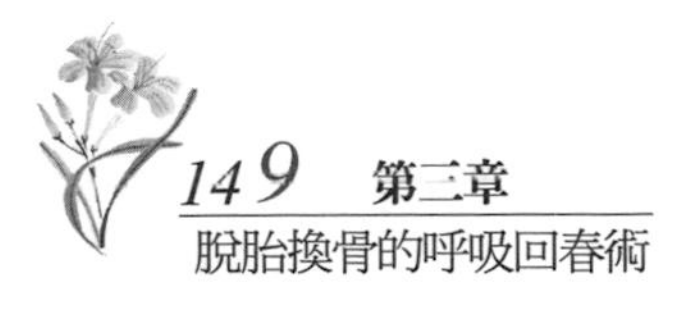

秒的話，那就更好了。還有一種做法是，吸氣的時間要短些，吐氣的時間要長些，比如吸氣用十五秒，吐氣就要用三十秒相配合。

當代科學家已證實調息確實很有效果。他們指出，吐氣能使副交感神經亢進，而吸氣則有使交感神經亢進的作用。因此，頭疼、失眠、血壓偏高、呼吸急促、心臟悸動、疲勞過度、血液酸性化等等，凡是陽離子所引起的不適症狀，只要在吐氣方面多下點功夫便可治癒。如果覺得有體力不濟、頭腦昏沉、做事缺乏活力與積極性等症狀，只須加強調息中的吸氣，便可順利消除不舒服之感。

交感神經亢進或陽離子太多的人，所施行的吸氣要短，譬如二～三秒，而吐氣則要延長，譬如十五秒。同時吐氣時不必集中意識，只須在吐氣時下意識地加強下腹部即可。屬於副交感神經或陰離子化型時，做法恰恰相反，吸氣時需要集中意識，將時間拉長，吐氣時不用集中意識，將時間縮短。

如果身體有點熱感或緊張狀態時，將吐氣時間拉長確實效果顯著；但如果在正常狀態下也延長吐氣的時間，則反而會使身體覺得寒冷。

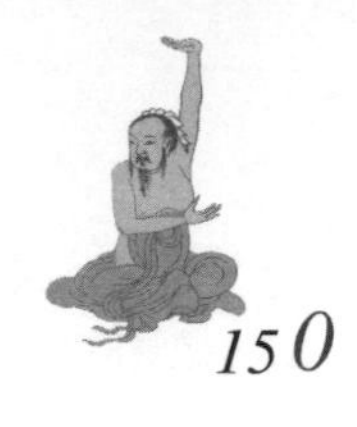

練習調息的人如果使吐氣和吸氣的時間超過三十秒，那麼，他就可說是已達到相當高的境界了。

開始時，每當縮緊肛門，生殖器就會略微抬起，不久即會有被擰絞般的感覺。每天反覆實施後，括約肌必然會得到強化，不久當能以自己的意志使生殖器勃起。

如此一來，不僅治癒陽痿，早洩的男性也有了持續力，健康的人則精力增強。以後在性交時，也可配合女性，要多久就多久；想用時又不能用的情形絕不會再發生。身為男人，還有比這更好的武器嗎？

括約肌經過鍛鍊後，可防止四十歲以後的許多男人所自覺到的精力衰退。如果已有衰退現象的人，當能因此再恢復到二十歲時的信心。

還有一個好消息，那就是長時間坐在辦公桌的薪水階級，以及整天與駕駛座為伴的司機等，年紀輕輕的就為痔瘡苦惱的情形，也可因肛門運動而消除。

據說，坐著工作的人中，約有百分之七十的人患有痔瘡，可謂是全國性

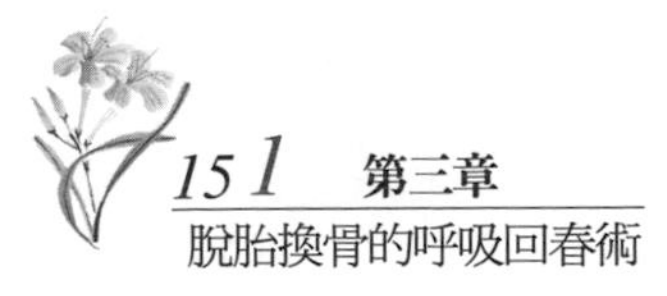

的「痔」苦惱。這是因為肛門從未運動過，再加上長時間維持同一姿勢之壓迫所致。

痔可以說是肛門發起罷工引發的疾病。有痔瘡症狀，就要連續實施二、三週的活動括約肌的肛門運動，如此，即使是再頑固的痔瘡，也會逐漸好轉。當然，沒有痔瘡的人也應使血液循環到肛門末端，以此運動預防使人不快的痔的發生。

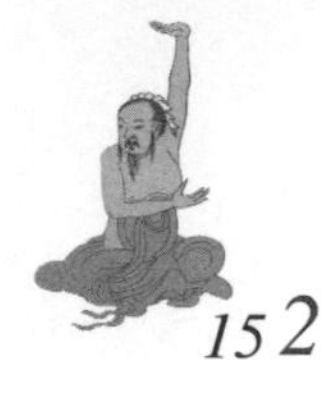

5 肛門式呼吸可強化內臟

現在以肛門運動的回春效果為中心，繼續為各位介紹。如將肛門運動以專門性術語來說，就是因為具有活動任脈與督脈這兩個經絡（對人體極為重要的經穴皆集中於此）之作用，所以只要刺激這個經絡，刺激就會傳達全身，促進健康，這就是它的最大目的。

而在任脈與督脈上隱藏著如魔術般的機關。

肛門運動的收縮之刺激確實能促進血液循環，同時解除痔瘡苦惱。而女性做肛門運動後，同時可刺激膣，以致形成使男人甘願被俘的生理結構，也不無可能。

每天做五～十分鐘的肛門運動後，即使是在冬天，也會從體內發出暖和感，其效果的確是如此的神速。

同時，肛門運動也有益於美容。永保青春是男女老少的共同願望，然而想以化妝品來保持青春，在本質上是行不通的。換言之，內分泌或賀爾蒙的作用如不正常，就無法青春永駐。

小小的疲勞或睡眠不足對皮膚所造成的影響，相信各位已經非常清楚。由此可證明，內臟是造成皮膚粗糙的直接原因。

如果原因在內部，那麼表面上再如何下工夫也無濟於事。根據資料顯示，凡是因皮膚問題而就醫求診的人，百分之百是內臟衰弱者。

再加上有害食物、大氣污染、冷暖氣的急遽變化……現代化的生活更加重了內臟的負擔。

突然暴斃的病例已不在少數。這種症例足以顯示：如果一直過著不斷增加內臟負擔的生活，是有突然倒下的危險的。所以必須從平時就愛護內臟，使它強化。那麼，內臟是否真的能強化呢？

過去從沒有一本書提到強化內臟的運動，但實際上是確實能做到的。

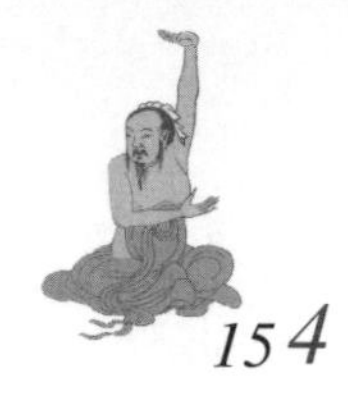

我所提倡的回春式呼吸法就有極優秀的強化內臟效果，能有效鍛鍊以往被忽略的人類五臟。

一般的運動根本無法鍛鍊到內臟，也許是當初沒有想到吧！但是各位可能已了解到採用肛門式運動的呼吸法不僅對強精，而且對長生不老、回春等皆有極大的效果。

為了健康，與其做高爾夫或馬拉松運動，倒不如騰出一半的時間或十分之一的時間用在呼吸法上。

這樣的結果，不僅建立了健康信心，也不再為老化而戒慎恐懼。

6 產生陽氣的呼吸法——武息

一般人的胸式呼吸以及前面所講腹式呼吸與逆腹式呼吸，又統稱為「外呼吸」，即所謂體外呼吸。外呼吸比較簡單，普通人都可以做得到。它雖然有強身健體的作用，但按照古代養生學的高標準要求，這還只是回春呼吸法的初級層次。

比外呼吸更進　步的，是內呼吸。內呼吸的作用在於發生陽氣以煉丹，它的初步呼吸的階段可視為外呼吸的延伸，而再進一步時，內呼吸就達到更高的層次，而且與外呼吸完全無關了。內呼吸按其方法的循序漸進，可分為四個階段，第一階段即為武息。

武息，又名武火呼吸。武火，即強火的意思。做法與腹式呼吸相似，呼

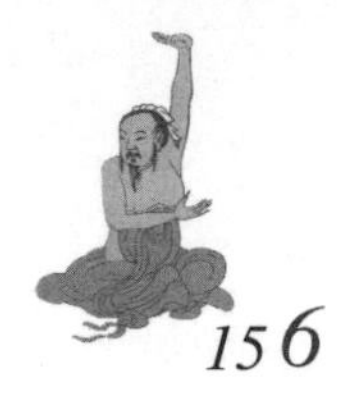

吸時再加上意念，把意志集中於丹田，促使丹田部位產生陽氣。與腹式呼吸不同的是，在吸氣和吐氣之間加入停止呼吸的動作。從修煉的效果來看，只採用調息和逆呼吸時，必須花好幾年的時間才能產生陽氣；但若採用武息，則只需要練習幾個月，就能產生陽氣了。

武息的停止呼吸的動作，術語叫「停氣」。停氣不但能加強吐氣和吸氣的功效，同時也能使流動的陽氣隨意停止在某個部位。比如，集中意念於丹田時，就要用到停氣這個動作。

「武息」的做法是——

一、**吸氣**　和調息訓練一樣，必須集中意識，從鼻孔吸入空氣，下意識地把氣降到下腹部，吸氣的同時將下腹部鼓起，並做緊縮肛門的動作。吸氣時不是一下子吸進一大口氣，而是心中默數一、二、三……然後配合這樣的速度，一個階段一個階段地將氣吸入。吸氣時要用力，最好能使耳朵聽見氣流進入的聲音。隨著空氣一個階段一個階段地吸入，上半身也隨之一段落一段落地前傾，這樣，陽氣才能迅速發生。在這個階段中，輔佐以內視法和返聽法（後節還會詳述）同時進行，效果會更好。

二、**停氣**　為了區別於調息，吸氣之後並不立即做吐氣的動作，而暫時保持不呼吸的狀態，因此鼓起的下腹部、收緊的肛門、前傾的上半身等，都在剎那間保持原狀。這時雖然暫停呼吸，但心中仍要以同樣的速度數一、二、三……如果同時採用內視法和返聽法，效果會比吸氣時做的內視法和返聽法的效果還好。

三、**吐氣**　和調息中的吐氣相似，不過不是用嘴吐氣，而是用鼻呼氣。吐氣的同時使腹部凹下、肛門放鬆，上半身配合著吐氣的速度，一段一段地挺直，肛門可以一下子放鬆。

心中數數的次數，剛開始練習時，吸氣、停氣和吐氣各數到五，熟練之後可延長至十或者十五。一氣和一氣之間大概是一秒鐘或一秒鐘以下都可以，但應當注意，間隔必須相等並具有規則性，否則第一次間隔一・二秒，第二次間隔〇・八秒，那將會使吸氣和吐氣整個混亂了。

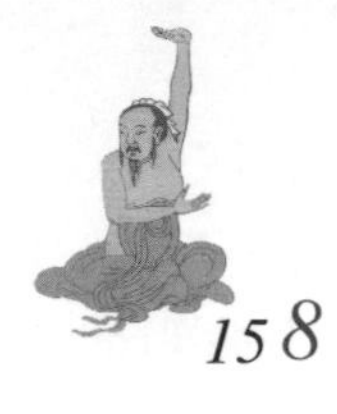

有些人練習武息，當集中意念停氣於丹田時，卻很難使陽氣發生。尤其是患重病或年齡大的人，大概是因為體力不足、丹田無力的關係，這種現象更明顯。這樣的人練武息時，最好是把意念集中於會陰，使熱感集中於肛門一帶；也可將意念集中於尾骶骨。

不論哪一種，只要做得好，都可使陽氣上升。但是當把意念集中於這些地方所產生的陽氣，比把意念集中於丹田所產生的陽氣更容易消逝。因此，在這樣練習時，一定要縮緊肛門，避免陽氣從發生陽氣的部位附近（如陰莖或腳部）外流。

有的人練呼吸法時會把意念集中在腰部的命門穴或胸部的膻中穴，這是不適用於武息的。練武息必須把意念集中於丹田或丹田以下的部位，而不能往上面集中。

練習武息的初期，腳容易痲痺，呼吸也容易不規則，所以做十分鐘左右就應該休息。等到熟練之後，便不會再出現這些困擾，練習的時間便可延長至一小時。練習的時間最好是每天在固定的時間做。理想的時刻是每天早晨起床之後的三十分鐘，下午的五點至七點之間。睡覺之前不要練習，因為武息是一種激烈的運動，睡覺之前做會使心情難以一下子平靜下來，這樣會影響睡眠。另外，又因為做武息時腹部運動往往太過於激烈，所以在飯後的2～3小時之內最好禁止練習，以免發生腸胃方面的疾病。

練習武息之前，最好像做其他運動一樣，先做預備動作，如暖身體操、調息等，然後再練習武息，如此身體才會靈活。做完武息時，情緒相當激動，不要馬上起身，應該將上下牙齒緊咬幾次，將分泌出來的唾液分幾次吞下。待情緒穩定之後再站起身來，這樣陽氣才不會很快便消逝，下次再練習之時，也能夠很快使陽氣集中。在練習當中，若覺得腳部麻痺，只要在腳掌做一做腳部按摩即可。

有些人比較神經質就不適合靜坐，這時必須先強化自己的氣和施行冥想法，使緊張感消除之後才可進行武息訓練。下腹部有傷時，最好也不要練習武息。

另外，按照吸氣與吐氣的時間長短，武息又有三種情況：一是吸氣、吐

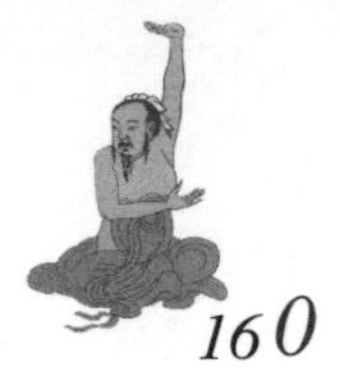

氣長度相等的呼吸，應在初練武息首次發生陽氣時使用；二是吸氣短、吐氣長的呼吸，在陽氣升至頭部，將經由任脈下降時使用；三是吸氣長、吐氣短的呼吸，在陽氣從尾骶骨向頭部上升時使用。（請參照「文息」一文）

7 無意識的呼吸法——文息

「文息」是內呼吸的第二階段，又名文火呼吸。文火是和武火相對而言的，即弱火。文息呼吸的方法和調息相似，只不過文息呼吸是在無意識下進行而已。呼吸的方法也和腹式呼吸差不多，只是腹部在無意識中做鼓起和凹下的調整，動作幅度相當微小，因此從外觀上看不出是在呼吸。如果將文息運用於瑜伽術，而且把陽氣停止於各竅，這種做法就是所謂的溫養。武息階段修煉完之後，而能讓陽氣自由流動的人，有時候可以很自然地進入文息。需要注意的是，文息所有的動作完全在無意識之下進行，只要有一絲絲意識的摻雜便不是文息，而只是調息而已！

前述的武息儘管有一定的難度，但只要熟練之後，就像在做運動一般，並不難掌握。而文息則不同，它必須以陽氣已經發生為前提。如果陽氣還未發生，不論怎麼做都無法進入文息的階段。雖然說已集中了意識，但那只不過是調息的一種，因為二者都同樣有吸氣、吐氣和下腹部的運動。

文息和武息的差異在於，文息沒有停氣的動作。文息和調息的差異在於，文息不對身體某一具體部位施加意念。

文息在進行時，只將意識集中於下半身即可。要控制好大腦皮質，不要想其他的事情，也不要受外界的干擾，使整個人置身於似清醒又似昏睡的冥想狀態。禪門高僧常常閉目打坐，好像睡著了似的，其實他正在進行的修煉即是文息。

在一般情況下，只有練好了武息才能進入文息階段的訓練。但是，這不是唯一的途徑。有的人由於生理方面的原因（如下腹部有傷等），無法練習武息，而他透過其他的修煉方法已產生了陽氣，也可以直接進入文息的修煉階段。只要認真去做，獲得的效果並不亞於經過武息階段的人。

文息除了講求情緒穩定以及精神集中之外，還要注意呼吸方面。呼吸要平穩、輕微，同時不必有緊縮肛門的動作。

有的人練習文息也像武息或調息那樣集中意念於一點，如集中於丹田、氣海、命門、會陰、膻中等處，這時體內會有一種熱熱的感覺。但這種修煉方法不是真正的文息，有人稱之為——「武火之息」，或者稱為——「半文息」。

練半文息對身體也是有好處的，它可以配合其他方法治療體內的某種疾病。如結合背部三關調整法和脊椎骨指壓法，治療背脊骨的彎曲和肌肉的緊張等等。

文息比武息更能促使體內陽氣的發生，因此練文息時，身體對陽氣的感覺更為明顯，練過之後渾身舒暢，同時呼吸也逐漸變得更深沉、更安靜。

文息的目的在於溫養身體。所謂溫養，是指武息所發生的陽氣經由督脈、任脈環繞一圈之後，為了加強陽氣而集中意識於丹田、脊椎、泥丸、膻中等部位的意思。因此，武息練到某種程度時，就逐漸不採用武息，而改為文息訓練。文息的呼吸法同下一章要談到的氣功原理更為接近，而且具體的做法也頗為相似。

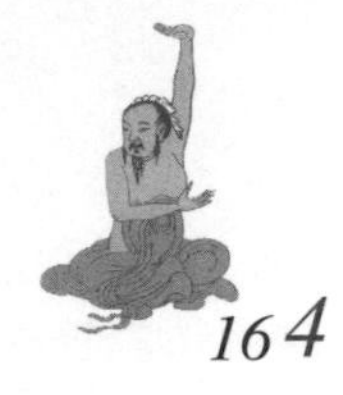

8 更高層次的——真息與胎息

「真息」是內呼吸的第三階段，「胎息」是內呼吸的第四階段，同武息和文息相比，這是更高層次的呼吸法。

所謂真息，是不用鼻或嘴的呼吸法。據修煉呼吸法已達較高水平的人來說，文息做了一段期間的溫養之後，便可以看見白色的光，不久，這團白光開始旋轉，待煉出丹之後，呼吸呈停止狀態，真息的階段便開始。這種停止呼吸的狀態並不是真的停止了呼吸，而是把文息的吐氣和吸氣的時間拉長，進入幾乎沒有呼吸的狀態。所以說不是突然停止了呼吸，因此也不會出現疼痛的感覺。

再往前進一步，就是呼吸法的最高境界——胎息了。顧名思義，胎息指如同在母胎裡的呼吸狀態。這時，呼吸器官完全停止了呼吸的運動，而以全身代替呼吸器官以吸收天地之氣。也許有人認為這真是不可思議的說法，根本不合科學理論，以為若不做呼吸運動，人便會死亡。

但是，實際上這是行得通的。有些練瑜伽術的高手可以在數日內停止呼吸。他們的道理是，人經過長期的修煉，功法已臻純熟，他的體質便發生變化，能夠借助於皮膚進行呼吸來維持生命。

中國古代養生學家對胎息早有研究。《後漢書・王真傳》記載：「年且百歲，視之面有光澤，似未五十者。自云：周流登五嶽名山，悉能行胎息胎食之方，嗽舌下泉咽之，不絕房室。」注解引《漢武帝內傳》云：「習閉氣而吞之，名曰胎息；習漱舌下泉而飲之，名曰胎食。」所謂舌下泉，即人口腔中舌下的唾液腺，將其分泌的唾液攪出咽下，這乃是養生家的一貫做法。

晉代葛洪《抱朴子・釋滯》進一步解釋說：「得胎息者，能不以鼻口噓吸，如在胎胞之中，則成道矣！」後世《攝生三要》則認為——「須要其氣，如從臍出，入從臍滅，調得極細，然後不用口鼻，但以臍呼吸，如在胎

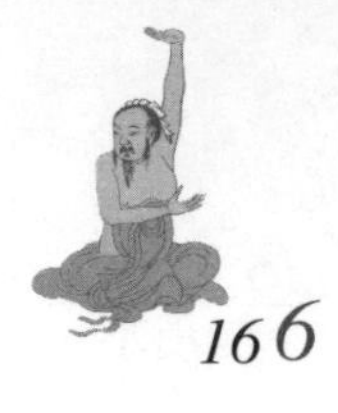

胞中，故曰胎息。」為什麼要採用胎息法呢？

《攝生三要》又提出：「一竅即開，元氣外洩，洩而不止，勞及性命。」顯然，胎息的目的在於保元氣，這正是道家養生學經常強調的觀點。

從上述史料可知，中國古代所說的胎息，大抵有兩方面的內容——

其一、是在按照這種呼吸法修煉時，把呼吸調整得極細微、極緩慢、極均勻，以至於即使是把鴻毛放在鼻口之上也紋絲不動，同時使思想高度平靜，完全忘記呼吸的存在。

其二、是加上意念，想像著空氣由臍進入，周流全身，又由臍排出，如此循環往復。好像嬰兒處於母腹中，不用口鼻呼吸，僅靠臍帶攝入氧氣那樣；又像龜蛇冬天蟄伏地下，口鼻之氣幾乎處於停頓狀態，只有體內之氣周流環注而已！

9 博大精深的「內視法」

作為「意念修煉法」功法的一種，所謂「內觀」，就是閉目內視五臟六腑之法。其法的健身原理是：透過對自身五臟六腑的觀照，使思想聚於一處，雜念不生。究其實質，就是通過寧靜又充分的心理暗示，協調人體生理機制，從而使之趨於平衡的一種功法。

「內觀」又稱「內視」，練功時要求思想集中，返視內照。由於這一功法牽涉到眼目，所以對於眼的要求也有異於其他功法。《青華祕文》說：「心之不能靜者，不可純謂之心，蓋神亦役心，心亦役神，二者交相役，欲念生焉。心求靜必先制眼，眼者神遊之宅也，神遊於眼而役於心，故抑之於眼而使之歸於心。」《胎息經》也說：「天之神發於日，人之神發於目。目

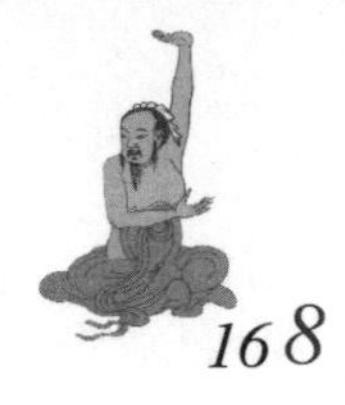

之所至，心亦至矣。」

在具體作法上，「內觀」功法並不太難，主要有——

(1)黃帝內視法

這套功法見載於唐孫真人所著《千金要方》。優點是見縫插針，隨時可做。

其步驟為——

①不管是坐是臥，先把身體安置舒適。

②通過存想思念的辦法，內視體內肝、心、脾、肺、腎五臟，好比掛起的鐘磬一樣，歷歷在目。

③與此同時，進一步把五臟和五色掛起鉤來：肝青、心赤、脾黃、肺白、腎黑，這樣五色分明，存想不絕。

④內視的時間可多可少，靈活掌握。

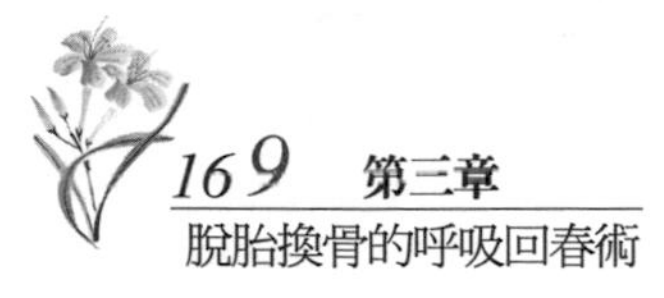

(2)老君內觀法

「老君內觀法」出於《太上老君內觀經》。雖說其法掛上「老子」的名字，可是後人考證實為唐代道流所撰。

練此法的竅門是——

①凝神定心，亂想不起。

②閉目尋思，表裡虛寂。

③內察一心，了然分明。

④在內察一心的同時，也可充分展開想像的翅膀「外觀萬境」。

做此功時，要緊的是不要把「外觀萬境」和「胡思亂想」等同起來。如果一時掌握不好，可以捨棄「外觀萬境」，只要視點集中在「內察一心」上。

「內察一心」之時可把心有心竅，以及心與紅赤之顏色連在一起，這樣

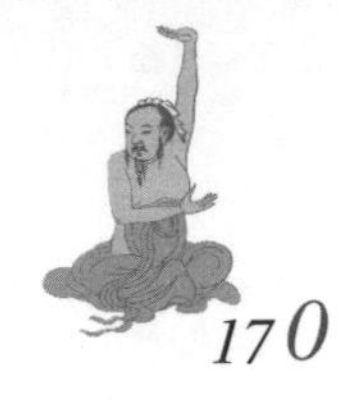

就更容易入手了。

(3)華陽子內觀法

「黃帝內視法」和「老君內觀法」都比較簡單，前法兼視五臟，後者獨察一心，掌握不難。

「華陽子內觀法」雖然也出自唐朝，但在方法上比起兩者來卻似乎有所進展。其法基本可概括為三種，練時可以輪流做，也可以選擇其中一種施展。

一、觀心之法

觀時一念不生，好比手裡拿著一盤湛然清淨的水一樣。

這時用意念把心火漸漸下引至丹田，一遍、兩遍，不計功程，多多益善。

二、觀鼻之法

用意念觀察鼻上若有垂絲，升而復入，降而復升。

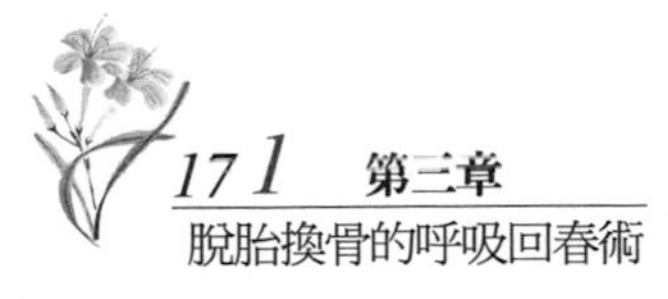

三、觀天之法

這是「內觀」法的變種。觀時終日靜坐，默朝上帝，別的一點也不想像。

簡言之，所謂內視法，就是在眼睛輕輕閉起之後，用意念使閉著的眼睛注視著丹田部位或腹內某一部位。如果配合呼吸法來做，當吸氣時背部挺直，頭部平擺；停息時頭部低垂，好像是在用眼睛看腹部似的，其實眼睛閉著，只用意念去「看」；吐氣時恢復頭部平擺的姿勢，而背部一直保持挺直，眼睛仍然閉著。這樣就能增強呼吸法的訓練效果。

今天，有些重視養生之道的人常單獨練習內視法以防病治病。因為內視法有使氣血通暢的作用，所以中醫認為由氣血不通引起的各種疾病，如頭暈、肩酸、背疼、腰冷，及女性經血失調等，練一練內視即可使病情減輕。

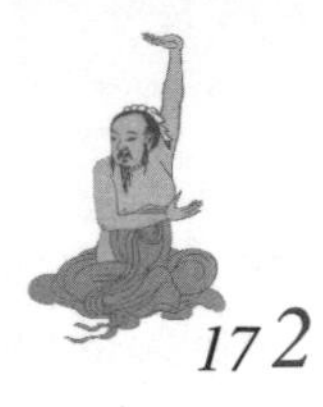

10 歸元守真的「返聽法」

內視法是以意念控制視力的，而返聽法則是以意念控制聽力的。

練習時，將注意力高度集中，用意念讓聽覺器官仔細諦聽從丹田發出的聲音。當然，丹田實際上是不會發出聲音的，即使有某種聲響，那也是體內陽氣流動或腸胃蠕動所發出的聲音。練功的目的不在於去聽這樣的聲音，而是藉聽丹田來排除聽到外界的各種聲音。

返聽法比內視法更難做，因為它最容易受到干擾。做內視法時，只要合上眼皮就看不見外界的一切景物了；而做返聽法時，即使用棉花球塞住耳朵，還是能聽到外界的聲音，如：汽車聲、說話聲、風聲、雨聲等等。這時就要求務必專心，用百分之百的精力去聽丹田之音，就會聽不見外界的聲音，稍微不集中，外界的聲音就會刺激您的聽覺神經，造成體內陽氣流動混亂。如果實在難以做到，可做兩種動作予以幫助。一是咬緊上下牙齒，這能抑制對於外界聲音的聽力；二是咽唾液，這也能起到穩定情緒的作用。

返聽法可以和內視法同時進行，對丹田部位既「看」又「聽」，有利於注意力的集中。返聽法可以單獨用於配合各種內呼吸法，也可同時與內視法一起用於配合呼吸法。靈活掌握，俱能收益。有的人也單獨練返聽法，這可以緩和緊張情緒、治療神經衰弱。如果夜晚難以入眠，可做一下返聽法，靜靜地躺著，專心去聽丹田之音，聽著聽著，您就會不知不覺地呼呼然進入夢鄉了。

【附錄】練習的環境

首先，練呼吸法最好是在室內進行，身邊不要有人走動，不要有其他發出聲音的東西。如座鐘的滴答聲在安靜的場所顯得特別響亮，這樣的鐘錶不

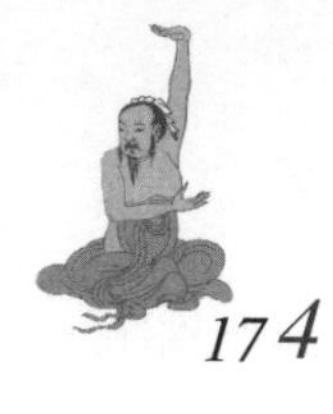

能擺在練功的房間裡。房間最好不要靠近馬路，因為馬路上必然有車輛與行人的喧鬧。

房間的溫度要適中，不可太冷或太熱，若在冬天，最好有通風裝置和暖氣設備。通風並不是要打開窗戶，那樣會使體內的氣受到外界氣流的影響而變得散漫。照明度也要適當，白天只需要將窗帘稍微拉開一些，夜晚可用低瓦數小燈泡，使房間裡略有光亮程度即可。應當絕對避免使用電扇，那會把練功的成果徹底破壞。

其次，在練習過程中如果周圍環境突然出現異常變化，如風突然把窗戶吹開，有客人來按門鈴等，而又必須去應付時，那就需要注意，必須使練習完成一個動作，即進行到一個段落時再起身。如果一呼一吸這樣的一個小週期都沒有完成而半途停下，會使陽氣很快散失，方才的練功效果便前功盡棄。因此，在一般情況下，最好不要因干擾而暫停。

另外，有幾點瑣碎的事情也需要注意。在練習的過程中會因身體發熱而流汗，為防止感冒，在開始練習之前要穿夠衣服，冬季尤須注意。對流出的汗不要用手尋毛巾去擦，以免分散精力。練習之前要上一次廁所，使腹內儘量清淨。總之，要盡可能排除使練習中斷的各種不利因素，力求使呼吸法的練習取得最佳的效果。

第四章

CHAPTER

創造奇蹟的氣功治病養生法

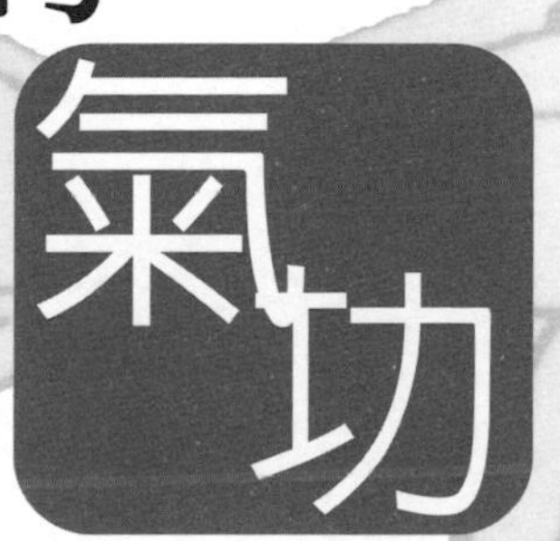

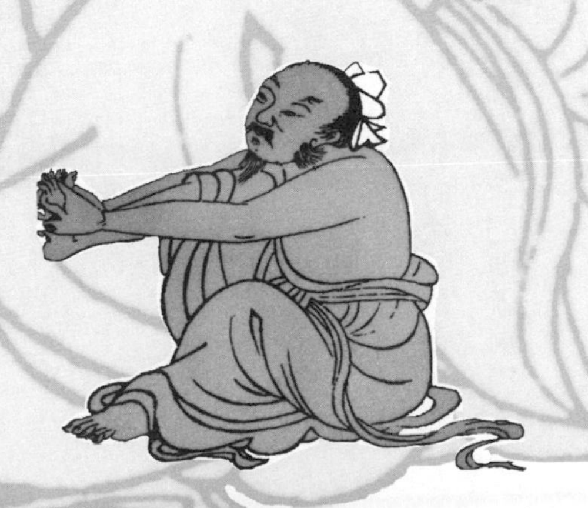

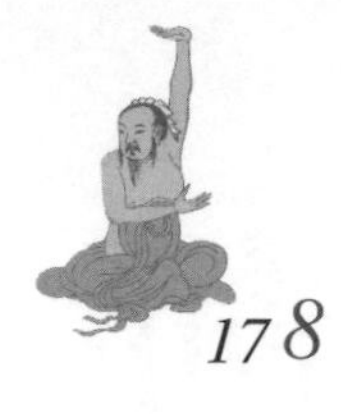

氣功非但可以治病，並且對於防病和延年益壽也都有著明顯的效果。老年人練習氣功而獲得長壽者，真是比比皆是，不勝枚舉。

神祕的中國氣功

那麼，古老而又神祕的中國氣功究竟是怎麼回事呢？先人認為，每個人的身體都是與天地宇宙有著千絲萬縷聯繫的小小天地。這個小天地在與外界環境聯繫的同時，本身內部的各系統、各臟器之間也無刻不停地進行著生命的新陳代謝。這種新陳代謝的重要現象之一，就是氣的作用所產生的「生化之道」。

古代中醫文獻記載，人身有「精、氣、神」三寶，其中「氣」的作用尤為突出。用我們今天的話來說，「氣」是一種維持人體正常生理功能的精微物質，及其產生的原動力。所謂氣功，就是用調息、意守等方法或配合一定的動作，藉以恢復、喚醒、增進人體中這種「氣」的活力，從而達到疏通經絡、調和氣血，有病治病、無病保健，進而延年益壽的一種獨特的傳統醫療保健術。

早在原始社會末期，我們的祖先就已經開始了氣功治病、保健的實踐。《呂氏春秋‧古樂篇》說：「昔陶唐氏之始，陰多滯伏而湛積，水道壅塞，不行其原，民氣鬱淤而滯著，筋骨瑟縮不達，故作為舞以宣導之。」其中所說的「舞」，就是氣功中有關導引肢體、宣暢氣機的一種動功。

其後春秋戰國的《行氣玉佩銘》中這樣說道：「行氣，實則蓄，蓄則伸，伸則下，下則定，定則固，固則萌，萌則長，長則退，退則天。天機舂在上，地機舂在下。順則生，逆則死。」

大意是說：「運氣，要安穩才能通暢，通暢才能延續，延續才能深入，深入才能到底，到底才能鞏固，鞏固才能發芽，發芽才能成長，成長才能往上走，往上走才能進到頭頂（頭頂好比天基）。天基是安在上邊的，地基是打在下邊的。順其理就可以生存，逆其道就會死亡。」這種「行氣」的方法，就是有關氣功中意念運行的靜功。（洪丕謨）

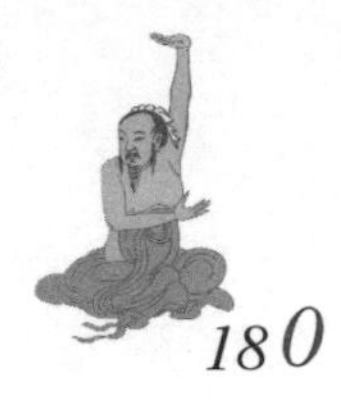

慎防氣功大師的陷阱

數千年來，氣功是道家、儒家發展出來的修身養生之道，然而在21世紀的商業社會中，卻有人以氣功的名義做為歛財的工具，走旁門左道的路線，也有自稱是氣功大師者，為了幫女學員打通任督二脈，而騙色姦淫的不入流之徒，更有的將魔術當氣功騙人。

所以學氣功可到大眾場合，例如：市民館、公園、紀念館等地，早晚都有人在練習，有的是同好義務指導，有的則酌收一點費用，再來就是看書自習一途了。

氣功學的門類與派別異常繁多。從練功的方式來看，有動功與靜功之分；從功法的源流來看，有道家氣功、佛家氣功、儒家氣功之別，無論哪一種氣功，就其根本目的來說，都是為了養生；就其特點與程式來說，都常常採用中醫經絡學、藥理學、針灸學等方面的科學成果。氣功的某些功法與養生學中的一些做法非常相似，如前一章談到的呼吸法，就明顯地表現出氣功

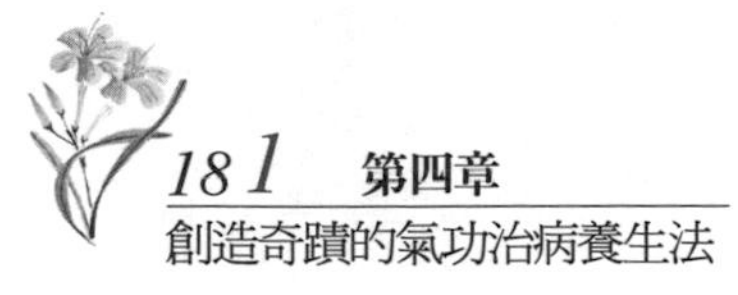

學的練功特點。

本章內容只是氣功學一些簡單的初步知識，但介紹的某些方法卻是切實可行的。有志於養生之道者可由此入門，再進一步刻苦鑽研，去探索氣功養生的奧祕。

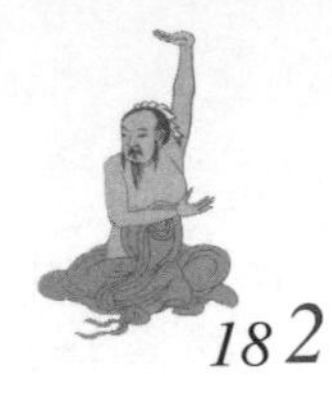

1 有氣的感覺，就能提高抗病能力

中國古代對氣的認識可以追溯到很久很久以前。

《呂氏春秋・古樂篇》云：「昔陶唐氏之始，陰多滯伏而湛積，水道壅塞，不行其原，民氣鬱淤而滯著，筋骨瑟縮不達，故作為舞以宣導之。」其中所謂「舞」，就是氣功中有關導引肢體、宣暢氣機的一種動功。

《行氣玉佩銘》云：「行氣，實則蓄，蓄則伸，伸則下，下則定，定則固，固則萌，萌則長，長則退，退則天。天機春在上，地機春在下。順則生，逆則死。」大意是說，運氣，要安穩才能通暢，通暢才能延續，延續才能深入，深入才能到底，到底才能鞏固，鞏固才能發芽，發芽才能成長，成長才能往上走，往上走才能進到頭頂。頭頂好比天基，天基是安在上邊的，

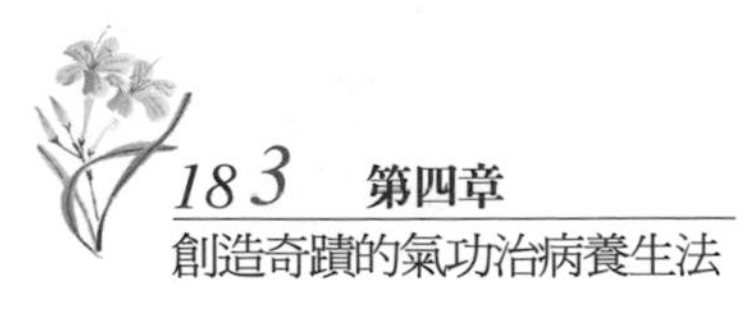

地基是打在下邊的。順其理就可以生存，逆其道就會死亡。所謂「行氣」，就是有關氣功中意念運行的靜功。

「氣」是氣功學最基本的概念。關於氣究竟是什麼，氣功界尚沒有完全一致的意見。現今所取得的共識乃是，氣是確實存在的，它能對人體的生理機能產生一定的影響。

氣不是血液循環，不是淋巴循環，不是神經運動，但它與以上三者都有一定的關聯。有人認為——「氣是超物質的，它是一種波的運動形式」；有人則認為——「既然氣是客觀存在的事物，它就是物質的，它的活動是這種物質運動的形式」；有人則說：「氣是一種維持人體正常生理功能的精微物質及其所產生的原動力，也就是說，氣既是物質的，又具有非物質的特性。」

氣在每一個人的身體中都是存在著的，但並不是每人都能感覺得到它。對氣功的知識一無所知，也沒有進行過這方面的練習就感覺不到氣。若練過一段氣功之後，就會感到周身上下無處沒有氣。氣功練得好的人還能清楚地

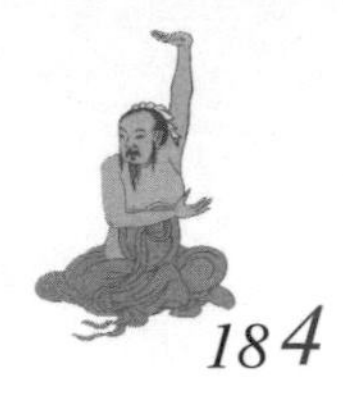

體會到氣的流動，它像微弱的電流似的，有時還能產生熱感。能感覺到氣的存在或氣的流動的，這在氣功學上就叫做「氣感」。

沒有氣感的人若接近有一定功力的氣功師，會產生氣感。比如，有的氣功師用氣功療法給某人發氣治病，此人會覺得有一股無形的力進入自己的體內，使身體的某個部位發生像針灸所引起的痠麻感覺，他雖然不知道這就是氣功師的氣的作用，實際上，在這特定的時刻他就已經具有氣感了。

在氣功師的引導下，沒有氣感的人也可以感覺到自己身上的氣。例如，氣功師站在您的面前，伸出一隻手使手掌張開與地面平行，您也伸平一隻手放到他的手下，保持10公分的距離，這時您的手掌會有一種特殊的感覺，這就是氣感。

氣感可以通過練習獲得，這就是氣功界常說的「練功」。按照同樣的練功方法練一段時間之後，不同的人所產生的氣感的強弱會有所差異，有的人會一點氣感也沒有。原因在於各人身體條件不同，包括先天的生理素質和後天的健康狀況。一般來說，身體健康的人氣感較強，反之就較弱。有的人身體雖然很健康，但卻產生不了氣感，這是因為他是屬於那種「遲鈍」型的人，身上不是沒有氣，而是體內所蘊藏的充實的氣不易被激活。這樣的人要獲得氣感就必須比別人花費更多的努力去練功，一旦他體內的氣被激活，所產生的氣感也會大大超過別人。氣功界認為，這樣的人身上，存在著很大的潛能。

如能練習前面提過的回春呼吸法，再練習氣功，就比較容易獲得氣感。其實，在做武息或文息時感覺到的體內陽氣的流動，就已經是氣感了，但尚未達到氣功學所說的氣感的層次。練習氣功又能促進和強化呼吸法的效果，因此可以說氣功對於養生而言，是比呼吸法更高一級的功法。

當您透過練功產生了較強的氣感之後，身體的抗病能力便明顯增強。因為氣感是體內之氣得以正常運動的表現，而體內之氣的正常運動又可以促進內分泌功能，使身體各部分器官都處於良好工作狀態，從而達到了健體強身、延年益壽的目的。

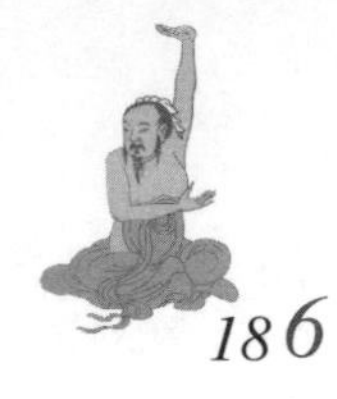

2 簡易的手掌療法

人體各部分對氣都會有反應，有幾個部位的感應力較強一些，如手掌和腳底。其中手掌的感應力最強，稍通氣功的人都能夠用手掌，最先感受到別人發出的氣以及自己體內的氣。中國古代醫術早就利用手掌的特殊功能來做為疾病的治療。

首先讓我們來實際地做一下。把兩隻手掌相對，身體端坐，好像佛門弟子「合掌」似的。然後把兩手掌稍微分開，保持3公分的距離，手指不要向後仰，稍微向內側彎曲，好像輕輕地捧著某個東西似的。

要注意，兩手的手指不可接觸。接著，眼睛注視兩手，精力集中於兩手掌。過一會兒，手掌之間就會產生氣感。最先產生的是熱感，繼之會有觸電

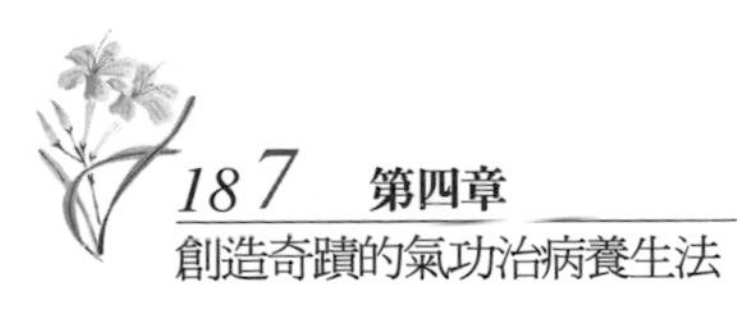

的感覺、風吹動的感覺和輕度的壓力感。感覺得越明顯越清晰，表示氣感越強。如果是沒有練過功或對氣功略知皮毛的人，就只會有熱感，其他的感覺就全都談不上了。

在做了上述動作，有了初步的感覺之後，再繼續往下做。維持兩手掌相對距離3公分的狀態，把一隻手掌慢慢地向上下左右及斜方向轉動，也可使兩手掌同時向相反的方向轉動。轉動的範圍，使掌面一直處於相對的位置，不可錯開，同時掌面要一直保持平行。有的人在做這樣的練習時氣感仍不明顯，此時可適當讓掌面錯開一點，讓一隻手的指尖對著另一隻手手掌心。緩緩移動，細細體察，找出一種產生強烈氣感的最佳相對位置，或者是手指對著掌心，或者是手指的某些骨節對著掌心，或者手指對著手掌的邊緣。究竟什麼位置產生的氣感較強，因人而異。

接著，兩手的手指再彎曲一些，手掌保持6～8公分的距離，好像抱著一團東西似的。然後兩手各向逆時針方向慢慢轉動，至成九十度的交叉位置。反覆做幾次這樣的旋轉動作，便會感到有某種氣在手間產生。再把手掌

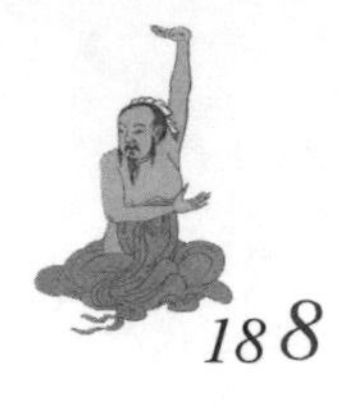

恢復到開始時的相對位置，慢慢地使兩手掌離開，到氣的感覺消失時再逐漸靠近。反覆做幾次，您將會感到手掌間的氣像氣球似的，發生一漲一縮的變化。

這種練習是氣功的基本訓練方法，其中蘊藏著一種神祕的力量。武林拳法高手在練習「氣」時，常常用到這種方法，氣功高手有時為人治病，也常常用這種方法運氣。練回春呼吸法時，也可以採用這種方法做為輔助。

當兩手按照上述方法產生了明顯的氣感之後，就可以施行手掌療法了。這時，將手掌伸平靠近病人（不要接觸），像「掃雷器」似地緩緩移動，此時會感到掌中的氣向外放射，同時也會感到掌中的熱氣被奪取。而當手掌移到患病的部位時，會產生冷的感覺，好像有一股寒氣向手掌射過來。在移動手掌探病的過程中，意念要集中在手掌，否則手掌的氣感會分散，就探不出病源了。

在病人方面，如果某個部分患的是虛症（功能衰弱），當帶氣的手移到這裡時，會覺得比較清爽；如果是實症（發炎及其他組織性病變），會有疼

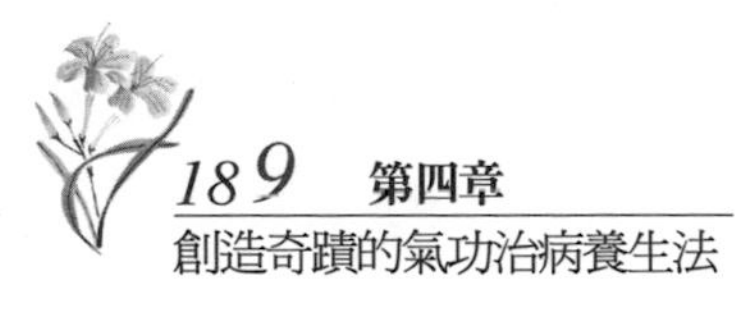

痛的感覺。這樣，身體各部分病情如何就可以測試出來了。

手掌療法可以在一定程度上治好或減輕疾病，效果的明顯與否與治療者手上的氣的強弱有關。氣強者費時較短，反之則費時較長或甚至無效。如果治療者本身比較虛弱，當他為別人做氣療時，自己的身體會受到損害，病人的疾病反而會傳到他的身上。

這是因為病勢如水勢，總是從高處往低處流，氣強者可以遏制病勢，體弱而氣弱者不但遏制不住病勢，病勢反而會像水一樣流了過來。

手掌療法可治的病有很多種。功法高的氣功師對於皮膚病、肌肉組織及關節組織炎症、內臟各器管的疾病等等，無所不治。

功法不高者只能對身體淺層部位的疾病產生一些效果。手掌療法也可用於對自身的治療，比如膝關節有慢性炎症而作疼，可用運足了氣的手掌靠近膝頭，相距2～3公分左右，像烤電那樣「烤」一會兒，之後再運氣再「烤」一會兒，每天這樣治療幾遍，幾天後就會感到明顯減輕了。

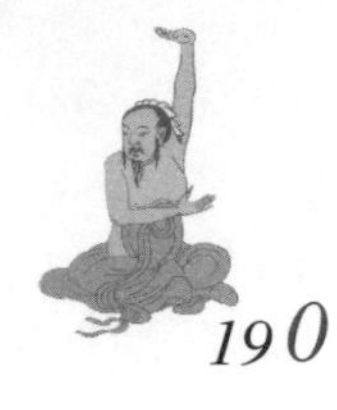

3 採氣可以補充身體能量

採氣也是氣功學的一個重要概念。人體的氣感可以由練習獲得，也可以用練功的方法向外界攝取，即採取他處之氣來補充自己之氣。這是增加自身能量的一個重要方法。

採氣的對象，一般說來應是有生命的東西，人及動物、植物都行。但是，採氣的對象必須健康或者生命力旺盛，如果向一個病人或一株枯樹採氣，只會減少自身的能量。

採氣的方法可以用手掌，也可以用身體的其他部位。如果對象是人，請您伸平手掌，貼近他的身體，相距3公分左右，最好不要超過10公分，同時施加意念，想像著對方身上的氣正通過看不見的渠道向自己的身上湧來。您可選擇一個精力充沛的兒童，在他吃飽東西、情緒高漲的時候，用手掌向他採氣，手掌會有明顯的氣體進入的感覺。

如果您搭乘坐公車或地鐵時，身邊站著一位青年或少女，用此法向他（她）採氣也會有同樣的感覺。但要注意不要碰到對方的身體，否則別人會立即指責您存心不良，甚至要送您一頂「性騷擾」的帽子。

如果不用手掌，而以身體靠近對方，施加意念，也可有和用手掌同樣的效果。如果對方確實是身體健康的，您在採氣時對他的健康不會有影響。因為健康的人在正常情況下，處於內氣封閉狀態，他身邊雖可產生氣場，但元氣並沒有外洩，只有在施加意念向外發氣時，才會消耗自身的能量。

您也可以選擇一種動物，比如：雄壯的牛、凶猛的虎，或耐受力極強的駱駝等等，用上述方法亦能採到氣。但需注意，如果選擇獅、虎等猛獸，千萬別受到牠們的傷害，最好在牠們靜臥時，而且要隔著鐵欄杆進行。猛獸身上的氣陽剛之性最強，哪怕只採短暫的時間，也會取得滿意的結果。

接近生命力旺盛的植物，同樣能夠採到氣。比如，您站在一棵枝葉茂密

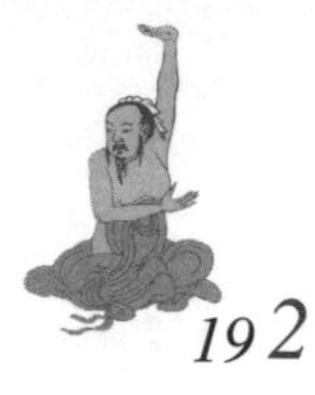

的大松樹或梧桐樹旁，兩隻手掌伸出靠近樹幹，馬上就能產生氣感。不用手也行，只要靜靜地站在樹下，雙目微閉，施加意念，想像著大樹之氣進入自己的身體，不一會兒，體內的潛能即被激活，與大樹之氣匯合而擴大並蓄積了能量。茂盛蔥綠的草地也有同樣的效果，躺在草坪上，按照上述方法採氣，奇異的感覺即會油然而生。

還有，盛開的鮮花最能迅速地給人以氣感，因為花朵盛開時生命力特別旺盛，它不僅本身具有生命，而且蘊含著延續種族的新生命，此時它的四周存在著一個較強的氣場，並產生具有一定力度的氣輻射。向鮮花採氣，其效果要優於樹幹和草葉。需要注意的是，採氣的植物對象不要選擇枯死的樹、衰敗的草和凋殘的花，否則只會使自己體內的元氣耗散。

採氣時，用手或身體直接貼緊對象也是可以的。尤其是在對象為人的時候，皮膚接觸更能增強對於氣的感受力。如果對象與練功者性別相同，而且對方比自己健康，皮膚接觸會使體內氣感增強，血液循環更加順暢。

如果對象為異性，且充滿青春的活力，雙方都可以從對方身上獲得能激發自己氣感的力量。當雙方緊緊地貼身擁抱著的時候，除了異性之間的性興奮之外，如果仔細體驗一下，還有一種使人感到舒暢的輕鬆愉快。在對象為植物的時候，把身體貼近對象亦有效，比如抱緊一棵大樹或躺在草地上等，但不如對象為人時增強的效果那麼明顯。

有人認為，有些無生命的東西也可作為採氣的對象。比如太陽，面對著它施加意念，就能加強氣感。對於這一點，人們的看法並不一致。有人說，太陽的照射給人熱感，並不是氣感。有人說，太陽在熱輻射的同時有光輻射（包括紫外線、紅外線輻射）、核輻射、磁輻射，這些因素對激活人體之氣有較大的影響，因此向太陽做採氣的訓練和向人或樹木採氣皆可達到同樣的目的，故可視為能採氣的對象。

又如，一座古塔、一尊佛像、一張貴重的古琴、一幅名畫或書法作品，亦可作為採氣的對象，有人說，這些物件上凝聚著前代及當代名人的勞動和心血，殘留著豐富的信息量。就拿書法家的題字來說，有人認為，當初寫這字時運了多少氣，它就含有這些氣，後人以此書法作品為對象，即可採獲到

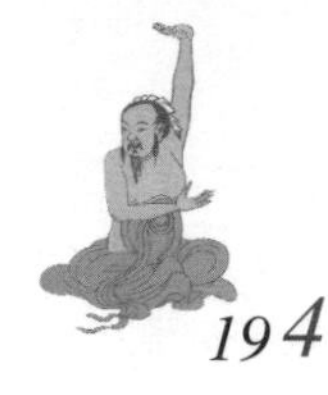

這些氣。

這麼說聽起來很玄妙，一般人可能不易理解，但氣功界不少人堅信這一點。再拿著名寺院裡的佛像來說，有功法的人接近佛像時可以感受到很強的氣；有些荒山野寺中的佛像或石雕，也能發出很強的氣。能採到這些氣的人因而對佛像產生崇敬的感情，虔誠地頂禮膜拜。此舉不能簡單地歸之為宗教迷信，若從氣功學的角度來看，卻是含有深奧的科學道理的。

以人、動植物或某些無生命的物件為對象，能否採到氣，是以其本身有無氣感為前提。如果一個人從未進行過養生或氣功方面的練習，自己未產生過氣感，也沒有感受到過別人發出的氣，也就是說，他的氣的潛能一點兒也沒有被開發，那麼他不論以什麼人或物為對象，都不能採到任何氣的。他會覺得別人談採氣是在故弄玄虛，甚至視之為荒誕。因此，必須先練功，有了敏銳的氣感之後，就可以利用一切機會從自然界中採氣，使自己體內的能量不斷得到補充。

4 使陽氣上升的背骨整體法

對於練氣功來說，有氣感是第一步，能從外界採氣是第二步，而能控制已產生的氣，使之在全身有規律地流動，這是第三步。

氣的流動有其特定路線，練功者能夠體會到它的流動軌跡。練功的目的是使氣的流動暢通，不能有任何阻礙。實際上，每個人體內的氣在流動時，總是要遇到種種阻礙，被阻塞的點在氣功學上稱為「竅」，竅是需要花費氣力堅決排除的目標。

氣循環的聚結點在丹田，丹田部位就好比血液循環中的心臟一樣。氣從丹田上行，經脊椎、後腦至頭頂，再從身體前部經面部、喉部、胸部、臍回歸丹田。轉此一圈為一週期，這就是氣功學上所謂的「小周天」。關於小周

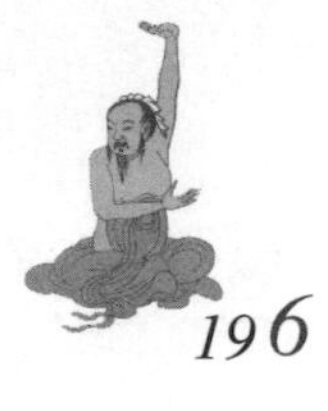

天的運行規律及修煉方法，在第7節還會加以詳述，這裡先談一談如何消除氣在運行中的障礙。

氣的流動路線與肌肉有密切關係。因為姿勢不端正而或駝背或彎腰，會使肌肉受到擠壓；因為有某種疾病，會使肌肉變得僵硬；因為局部發生炎症，會使肌肉組織遭受破壞。這些情況都會成為「竅」而使氣流受阻。消除肌肉的異常情況，可以通過用藥、針灸或其他醫療手段，此外，氣功界還有一套專門的鍛鍊方法，叫做「背骨整體法」。

所謂背骨，即脊椎骨，它的作用不僅是支撐身體，而且是神經傳導主幹線、脊動脈通行線，也是陽氣上升的必經之地。脊椎稍有彎曲，會影響到附近的肌肉，而引起神經結異常。神經結又和內臟有關聯，它的異常情況自然引起內臟器官機能失調，因而容易產生疾病。做背骨整體法，就是鍛鍊脊椎及其附近的肌肉組織，保證陽氣上升的暢通無阻。

背骨整體法包括天地推掌法、展臂法、後轉體法、抱膝法、伸展法、彎腰法、彎背法、背功法八套動作，其具體做法敘述如下——

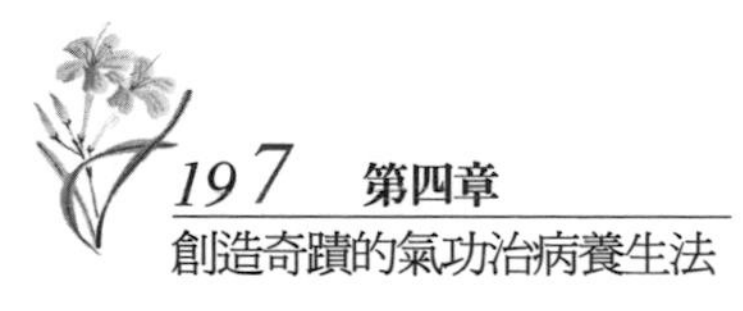

一、天地推掌法：身體站立，兩腳張開比肩稍寬，腳尖朝向斜前方，雙膝彎曲適度使上身下落，成半弓步站穩。兩手掌向前推出，手指向上，同時一面吐氣，一面在腦中想像著氣向手掌方向流動。接著把兩臂收回，兩手掌向左右方向推開，同時施加意念，使氣流向手掌方向。最後，把兩臂向上舉起，兩手掌好像要把頭頂的天空推高似的。同時，兩手指尖在頭頂上方銜接起來，眼睛仰視手指，同樣要施加意念。重複此一動作。

二、展臂法：站立姿勢與腿腳身腰狀態同天地推掌法。兩手交叉，放在胸前。接著，右手往右上方，左手往左下方儘量伸直，眼睛凝視著右手稍微後仰的手指尖。然後換個方向做同樣的動作，交替著做下去，至少做8次。

三、後轉體法：站立姿勢與腿腳身腰狀態同前。兩手放在胸前，不必交叉，手指向上或向前上方，雙臂彎曲，好像武術中的防衛動作似的。保持這個姿勢不變，扭轉腰部，使上半身向後轉去。轉到不能

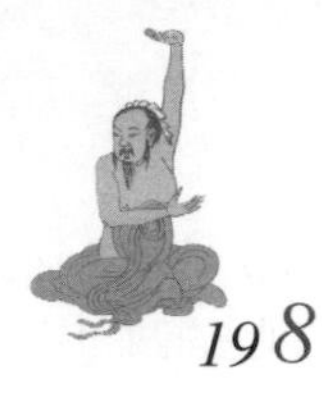

再轉時回歸至準備動作，再換個方向向後轉去。重複轉體，至少做8次。

四、抱膝法：身體直立，兩腳合併，成立正姿勢。抬起一隻腳，兩手抱住膝蓋部位，盡可能使膝貼近胸部。同時，腳尖向下，胸要挺直，使背部的肌肉能夠拉直。然後，抬起另一隻腳，抱膝，輪換做下去，至少做8次。

五、伸展法：取立正姿勢，兩手掌交叉往頭頂上方伸直，腳跟抬起，用腳尖站立。同時仰面，眼睛凝視手掌，然後恢復原來的立正姿勢，把兩手一下子放鬆下來，貼在大腿前面。反覆地做，至少做8次。

六、彎腰法：身體立正站好，上半身向地面彎下，手臂伸直，使手指尖碰觸到腳指尖。如果能使手掌貼到地面上，效果會更好，但要注意不能讓膝部彎曲。反覆地做，至少做8次。

七、彎背法：身體立正站好，兩手扠腰，腳跟抬起，用腳尖站立。同時，將上半身後仰，腰部不要彎曲，眼睛凝視著頭頂上方的天空，

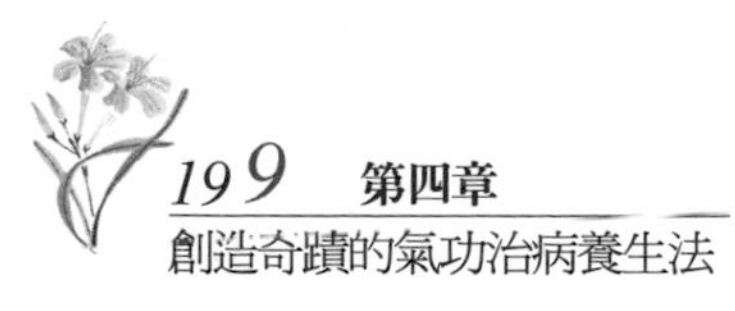

儘量向後上方看。這個姿勢至少要維持三十秒到一分鐘。然後直立休息一下再做，最好重複做3～4次。

八、背功法：準備一張矮凳子作為小台子，兩手撐地支撐著身體，兩腳放在台子上，腳尖觸台，使背部、腰部和腳跟成一直線。這個姿勢要維持三十秒至一分鐘。接著，將身體側轉，以一隻手撐住地面支撐身體，另一隻手貼放在大腿部，兩腳重疊放在台子上。做這個動作時，要注意臀部不可突出，身體不可向前彎曲。這個姿勢也要維持三十秒至一分鐘。之後，把貼在大腿上的手放下來，仰臥，兩隻手向下支撐住身體，腳跟放在小台子上。要注意臀部不要下垂，整個身體要成為一直線，因此腹部要用力。最後，再將身體側轉九十度，做前面的動作，但支撐身體的手恰好和前面動作相反。這樣做完上述四個動作，身體正好側轉一圈。

背骨整體法8套動作，若能連續做完，您將會感到背部及腹肌都受到很

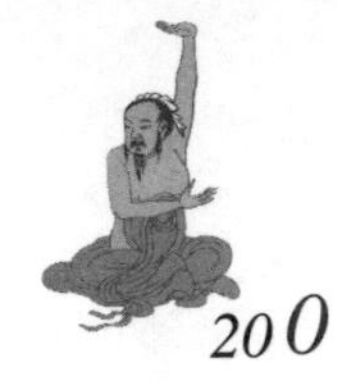

大的鍛鍊。如果身體不太好，做完8套動作一定會很累或吃不消，那麼您可有選擇地做其中的幾套，待身體條件許可，再一次做完全部的動作。持續做這套背骨整體法，體內氣的循環就會順暢無礙。

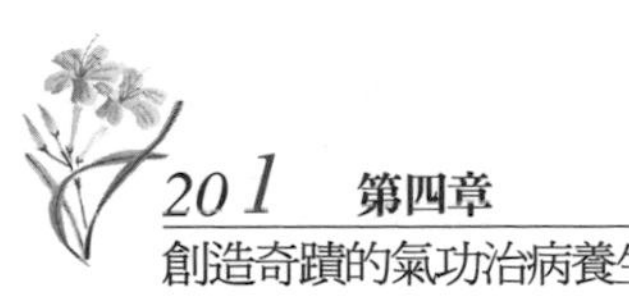

5 暢通氣路的背部三關調整法

氣在進行小周天的循環時，經過的背部路線有尾閭、夾脊、玉枕三個竅，這是氣較容易受阻的地方，稱為「三關」。三關分布在背肌的督脈上，若三關無法連接，陽氣就無法上升到頭部的泥丸。

尾閭是陽氣上升時首先被阻塞的部位。使此關暢通的方法是用手按摩這個穴位，推拿術中有一種搓尾骶骨的方法也可使用。其實，陽氣不流通的關鍵並不在尾閭，而是稍微靠前面一些的肛門部位，因為這裡有括約肌，它使氣的流動受滯。因此，在練功時可將意念集中於會陰部位，慢慢移向尾骶骨，此時做使括約肌收縮和放鬆的動作。這個動作在氣功學上叫「提肛」。提肛能使括約肌產生熱量，熱量擴散到尾閭部位，便可促使氣流暢通。若男

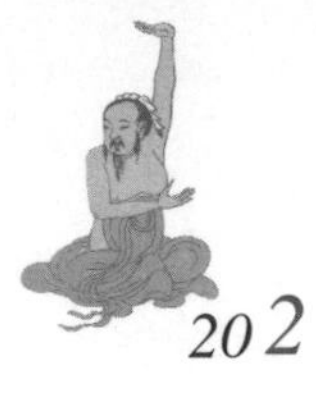

性在做提肛動作時，有時會產生性興奮而使陰莖勃起，這對氣的流動是不利的。遇有這樣的情況時，只要用力使括約肌向上緊縮，同時有意識地吸幾大口氣，興奮的狀態就可以抑止。經常做肛門運動（參見前面第137頁）的人不存在尾閭部位會發生阻塞的問題，陽氣自然能順利通過。

陽氣上升的第二個可能受阻的部位便是夾脊。它位於腰部腎臟的後方，和環繞在腰部的帶脈（奇經八脈之一）以及體內的副腎有密切關係。副腎是分泌賀爾蒙的器官，不能隨意控制，所以只好調整帶脈。帶脈和腹部的肌肉又有關聯，因此調整腹部的肌肉，便可以輕易地控制帶脈和夾脊。具體做法有「坐姿後轉體法」和「織布技法」兩種。

坐姿後轉體法，與前節背骨整體法中的後轉法相似，只不過是以坐姿進行。坐時兩腳盤膝，上身端正，背部不要彎曲。兩手放在胸前，像武術中的防衛動作似的，保持著這樣的姿勢，上半身向右扭動，扭到不能再扭時再轉回來向左扭動。左右反覆，做若干次之後，接著再做下一個動作。

織布技法也為坐姿，兩腳平伸，膝部不要彎曲，腳跟著地，腳尖向上。

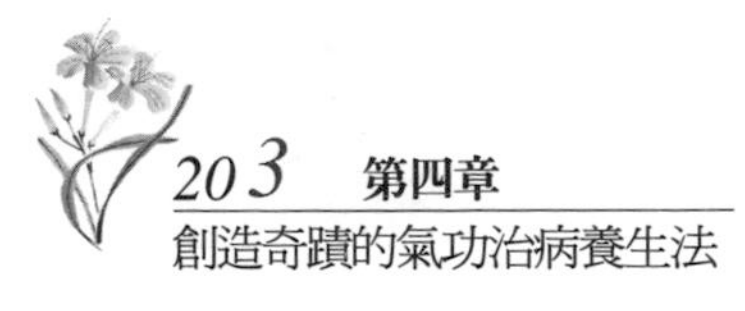

上半身開始挺直，接著向前傾，手臂向前伸，使兩手手指碰到腳趾，然後恢復挺直狀態。之後，上半身後仰，兩手背在身後緊貼臀部，用手指支撐著身體以免倒下。當仰到不能再仰時，即恢復到上身挺直狀態。這樣一前一後地反覆做若干次。

坐姿後轉體法和織布技法若能堅持每天練習，腹部肌肉便會變得柔軟，陽氣便能順利地通過夾脊。

有人認為，陽氣上升第二個可能受阻的部位不是夾脊，而是命門穴。命門在夾脊稍下一點，位置也很重要。這個說法也有道理，但究竟最關鍵者是夾脊還是命門，由於每個人的身材與體質有差別而有所不同。這兩個穴位距離很近，陽氣受阻的第二道關口大致就在這一帶，如此判斷大抵是不錯的。不論是夾脊還是命門處有障礙，採取上述坐姿後轉體法和織布技法進行鍛鍊，都可達到使之暢通的目的。

陽氣上升第三個可能受阻的部位是玉枕。它在脖子後面的督脈上，和尾閭、夾脊兩個穴位一線相連。玉枕距丹田較遠，當陽氣運行到上半身時，氣

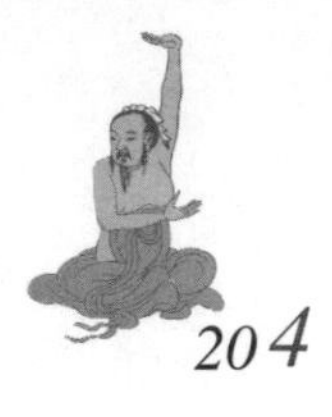

已經減弱了許多，因此，要想使陽氣順利通過玉枕，必須具有深厚的功力。一般練功不久的人，能夠使氣成功地通過尾閭和夾脊，而當陽氣到達玉枕附近時，便受到阻礙而停止。玉枕穴影響的範圍廣泛，頭部的其他穴位與它都有密切的關係。例如大椎穴，是玉枕穴前面的一道關口，有的人在練功時，因玉枕穴有障礙，陽氣到達大椎穴時就停止。鍛鍊玉枕穴及其附近部位以消除陽氣運行的障礙，無疑是非常重要的。

具體做法為「頭部調整法」，其要領是——

此法採取站立姿勢，兩腳張開與肩同寬，兩手扠腰，上身端正並保持平衡。先將頭部向左右扭動，向右扭時，眼睛看著左後方，向左扭時，眼睛看著右後方。扭動時，頭部保持直立，不要歪斜。接著，腰部不動，將脖子後仰，然後向前彎曲。第三步是將頭部旋轉，好像在用頭頂朝天空畫圓圈似的。正轉一圈，再反轉一圈，連續做幾次。第四步是把頭部向左右傾斜擺動，使耳朵幾乎要貼著肩膀。

在做完上述四個動作之後，還可以做一下眼睛的訓練。頭部直立不動，使眼球向左右轉動，再上下移動，再一下子看近處，一下子看遠處。如此可以使眼球的肌肉富於彈性，並鬆弛眼球肌肉的緊張程度。一般說來，眼睛不好的人，陽氣通過玉枕時易受阻塞而停止，因此要將眼睛的訓練作為頸部調整法的輔助動作。

本節所述背部三關調整法，以玉枕穴的調整訓練最為重要，應當多加練習。只要陽氣能順利地通過玉枕，就能夠輕易地到達頭部的泥丸，為氣的循環一圈打下了基礎。而且三關調整法不但有助於陽氣的上升，對於維持脊椎骨的端正也有很大的益處。頭腦不清晰或常生病的人，經常做背部三關調整法的練習，不僅頭腦會變得清晰起來，身體也會變得更加健壯，因為脊椎骨的功能加強了，必然會一強百強，再繼續練高一級的功法，也會獲得順利的進展。

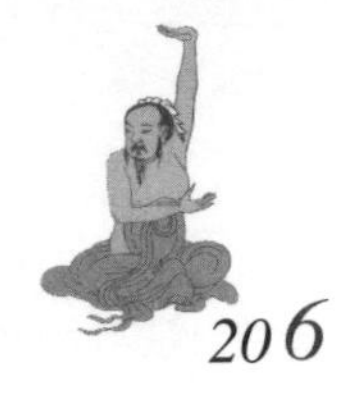

6 增強性功能的下腹強化訓練

如前第4節所述，丹田部位就像是血液循環中的心臟一樣，這裡若能經常保持一定的溫度，對於氣的循環有很大的好處。實際上，這裡的溫度要比胸腔裡心臟附近的溫度低一些。

現代交通發達，人們步行的機會少了，用腦多了，血液容易往上半身集中，因此丹田部位的溫度更低一些。出現這種情況，必將影響氣的循環。

為了鍛鍊丹田，使下腹部的溫度與上身溫度保持一致，矯正氣的不平衡狀態，可以進行下腹部的強化訓練。

做法是：採取坐姿或臥姿都行，但以採取馬步的姿勢為最好。所謂馬步，就是在立正的基礎上，兩腳張開與肩同寬，膝蓋半屈，兩臂前伸，保持穩定不要搖晃。這時把意念集中於下腹部，使肚臍以下的腹部儘量地向前鼓起，再向裡收縮，起伏的幅度越大，效果越好。這種訓練可以和第三章第6節中武息的方法結合來做。在練武息做到停氣的動作時，做下腹部強化訓練動作，剛開始可只做5次，再逐步增加到15次至30次，這樣就會使丹田附近產生足夠的熱量。

如果能在一次停氣時做50次強化訓練，所產生的陽氣就會明顯增加，再加以意念，陽氣就能輕易地沿著背骨上升。根據生理學知識，下半身溫暖必然會使性功能增強。

另外，根據經絡學的知識，人體正面的中線有一條任脈，下腹部的任脈上有幾個重要的穴位。

把肚臍和恥骨（位於陰毛邊際之下的硬骨）之間的距離分為5等分，依照針灸學的說法，1等分稱為1寸（和作為量度的寸的概念不一樣），那麼，在臍下的1.5寸、2寸、3寸、4寸、5寸處分別有個穴位，名為氣海、石門、關元、中極、曲骨，這些穴位可以發揮控制氣的作用。

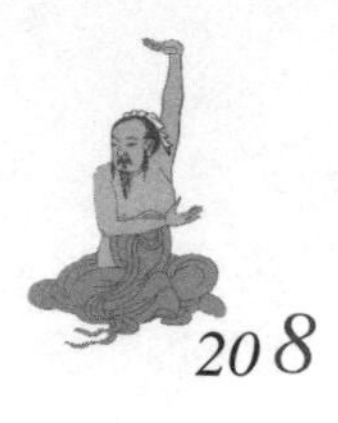

在肛門前後還有會陰、長強兩個穴位。會陰又名海底，和頭頂的百會穴有神經聯繫。長強位於肛門和尾骶骨之間的督脈路線上，和尾閭穴有密切的關係。上述七個穴位是氣的循環完成小周天的迴路必須經過的地方。下腹部的強化訓練可以強化這些穴道，從而產生使氣循環暢通的效果。

鍛鍊下腹部的方法除了前述使下腹部一起一伏的動態做法之外，還可以採用靜態的做法。

也就是靜靜地坐下來，調整一下呼吸，將意念集中於前面提到的那些穴位。只須將意念集中於那些穴位的皮膚表面即可，不必要求集中於裡層的肌肉。這樣持續一會兒，精力便能明顯增加。

【圖二十三】

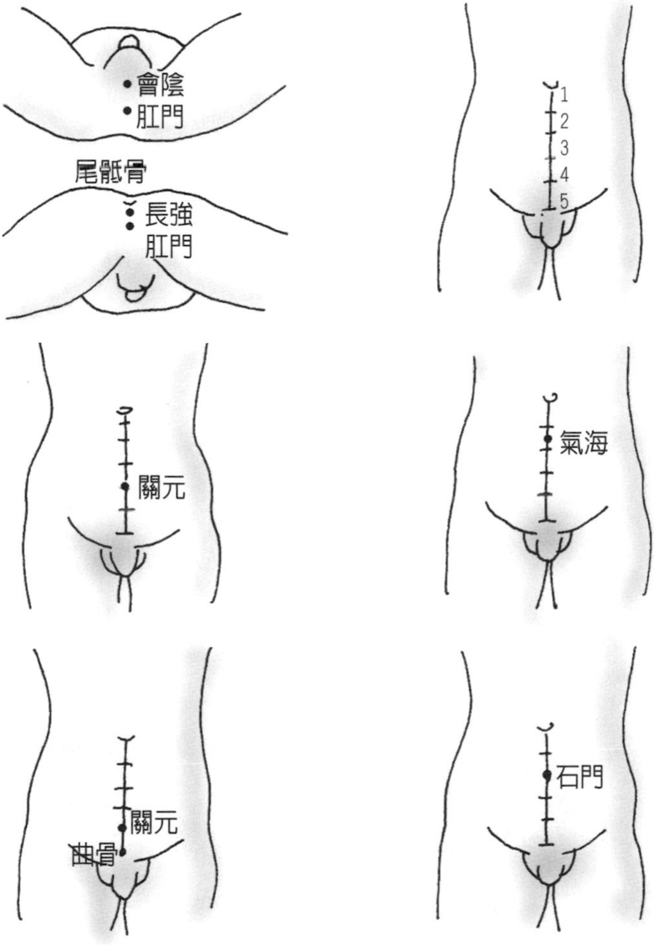

會陰
肛門
尾骶骨
長強
肛門

1
2
3
4
5

關元

氣海

關元
曲骨

石門

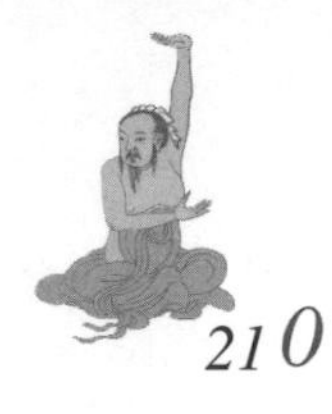

7 氣功學的完整訓練體系——小周天

小周天是練氣功者必須修煉的科目。前面講到的採氣、背骨整體法、背部三關調整法、下腹強化訓練等，實際上都是為練小周天而做的準備動作。當從丹田起經由背部的督脈到頭頂，再由前面的任脈回歸丹田這一氣路暢通時，就可以進行正規的小周天訓練了。

小周天同第三章的呼吸法相比較，要複雜深奧得多，但若同氣功修煉的更高層次——大周天相比，它又是比較簡單而便捷的。小周天的訓練體系也可分出不同的層次，最簡單的部分和呼吸法差不多，而最難的部分就近似乎悟道的境界，不容易達到。

小周天基本做法是使武息產生的陽氣流經經絡中的奇經八脈。

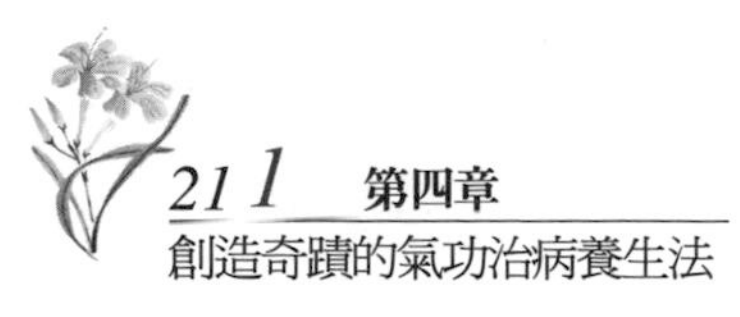

根據經絡學的理論，人體有十二條正脈，稱為經，橫向聯繫的線稱為絡。十二正經又有八條輔助性的經，當十二正經發生異常時，或者氣達到飽和時，這八條輔經能擔任疏導的工作；而當十二正經正常工作時，這八條輔經便沒有氣流動。因此稱這八條輔經為奇經，或稱奇經八脈。它共有八條路線：背骨上的督脈，經過身體前面正中央的任脈，以肚臍和腰為支點繞行腰部一圈的帶脈，從下腹開始有複雜的支線流向胸部、腳部、背骨的衝脈，通過腳部內側的陰喬脈，通過腿部外側的陽喬脈，從腿部開始和各種經絡都有聯繫而直分布到頭部和頸部的陰維脈和陽維脈等。

小周天練功的目的，是將後天產生的陽氣流過十二條正脈和八條奇經，以製造含有生命能量的塊狀物——丹。丹又稱小藥，可治各種疑難雜症，不過它最主要的功能在於先使其氣覺醒，由此激發先天之氣產生強大能量，以製造大藥之丹。

談到煉丹，人們會把它同道家用八卦爐煉金丹的做法相混淆，其實這是兩回事。氣功理論認為，人體就像是一個八卦爐，運氣使之循環流動就像爐中之火，所謂丹是氣功修煉的結果，它存在於體內，產生能量，促使各器官增強自己的生理功能。說丹是塊狀物，這是練功練到理想程度時的一種感覺，實際上它是看不見、探不到，更無法取出的東西。

練功的具體作法，是運用意念使丹田之陽氣經過小周天的路線循環，循環到哪裡，意念就同時到哪裡。循環的主要路線已如第4節所述，經過的穴位依次是尾閭、夾脊、玉枕、百會、印堂、膻中、黃庭、丹田、會陰。反覆練習，練到體內之丹形成的時候，頭頂會放射出一種光（練瑜伽者稱之為光輪）。這種光不練功的人是看不見的，只有練功且有一定功力者，才能看到另一位練功者頭上發出的光。

練小周天功之所以能強身治病，其根本原因是：人在未出世的時候，於母胎內並不是用鼻或口來呼吸的，任督二脈之中已存有先天之氣；人出生之後，先天之氣退化，取而代之的是後天之氣，在自律神經系統或內分泌系統等重要的地方排列著。練小周天功的目的是靠著熱和力使陽氣恢復到先天之氣流動時的狀態，在自律神經和內分泌系統改變為能隨意支配的器官之後，使人體中潛伏的能量引導出來而進入掌握宇宙之氣的階段，即達到超出凡人的「仙」的境界。

一般練習氣功的人喜從小周天練習起，因為它的效果好又迅速。它能快速地使陽氣集中起來，並使之有規律地流動。它經過的任、督二脈位於身體的主軸線，氣功理論認為，人在母胎時期就是靠這個路線得以生存的。因此，專注於任、督二脈的修煉正是通往超凡的主要途徑。中國古代醫家對此有明確的認識，他們一般是主張藥物與氣功並行方可免除百病、長生不老。

李時珍著有《奇經八脈考》，詳細闡述了奇經八脈在人體中的作用，尤其以任、督二脈最重要。他說：「任、督兩脈，人身之子、午也，乃丹家陽火陰符升降之道，坎離水火交媾之鄉。」

他又引俞琰的《參同契》注云：「人身血脈，往來循環，晝夜不停，醫書有任、督，人能通此兩脈，則百脈皆通。」

至於為什麼二脈通則百脈通，李時珍解釋說：「督脈起於會陰，循背面行於身之後，為陽脈之總督，故曰十陰脈之海；任脈起於會陰，循腹而行於

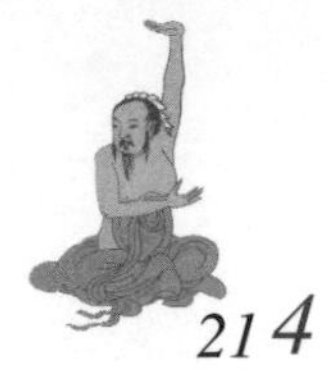

身之前，為陰脈之承任，故曰陽脈之海。」

李時珍所說的「陽火陰符升降之道」，即道家練習的小周天功，氣自丹田由督脈向上為陽火升，氣經過百會、泥丸之後，沿任脈向下為陰符降。他從醫學的角度解釋奇經八脈的作用，與氣功學的理論是一致的。

關於練小周天功的詳細步驟與動作要領，不少氣功方面的書籍都有介紹。不同的流派在各個步驟上可能有所差異，但在循環路線和施加意念等基本問題上，並沒有原則上的分歧。當代通行的，是經過改造的小周天法，它以傳統的道家功為主體，同時吸收了佛家功和儒家功的合理成分，因而更具有科學性。不僅國內有不少人練這套功法，世界各國學習練中國氣功的人也逐漸多起來了。

8 氣功修煉的更高層次——大周天

大周天是在小周天功練成之後，使陽氣隨意流動到全身各個部位，如手、臂、足、腿、耳廓、鼻尖等處，亦可隨意地集中於全身的任何一個穴位，達到全身充滿陽氣的狀態。因此，小周天又稱為「全身周天」。

進入大周天階段後，每當意念集中於某一部位或穴位時，氣立即聚集到這裡，形成一股很強的力，產生小藥（丹），有強身治病的效果。當氣聚集在這裡時，此局部器官就形成一個小循環場，這裡就相當於練小周天功的丹田部位。或者說，可以隨意將類似於小周天循環的那個體系，移到全身的任何一個局部。例如，肝部有病時，就在肝部形成一個小周天，腳部有病時，就在腳部形成一個小周天，性機能衰弱時，就在生殖系統形成一個小周天等

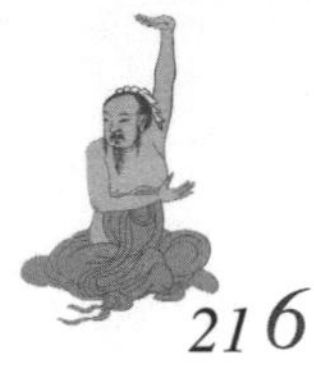

等。有人說，練氣功練到一定的層次就會「全身無處不丹田，全身無處不周天」，這就是指大周天功所應達到的境界。

在氣功界，有人還對大周天做這樣的解釋：在小周天練成之後，就可以把自身置於整個宇宙之中，使體內的氣與宇宙之氣構成大的循環體系。這樣，您把體內不需要的或不好的氣（如病氣、廢氣），用意念力將它排到廣漠的宇宙空間去，同時從宇宙中吸取增強體質、消除病痛的能量。這樣，就能在宇宙中隨心所欲，與宇宙永遠共存，古代所謂的成仙得道即可長生不老，指的就是這樣的情況。如果完成了大周天，也就完成了「長壽反老還童」的功夫。

大周天比小周天高級的地方，有以下幾點：

一、六根震動：小周天練到心息相依、以致兩忘、氣息微綿、全身酥鬆柔和得如醉如癡的境界時，由於真氣越來越旺，越積越多，故而氣滿丹田，呈現一種寧靜狀態。過了這個階段，便進入到丹田、腎、眼、耳、腦、身「六根震動」的靜極復動階段，此時，大藥也就產出了。明代伍守陽的《丹道九篇》描述「六根震動」的景象時說：「須知大藥生時，六根先自震動。丹田火熾，兩腎湯煎，眼吐金光，耳後風生，腦後鷲鳴，身湧鼻搐之類，皆得藥之景也。」當以上六種景象出現時，即為正子時，所產生之藥就稱為大藥。

二、六根不漏：當六根震動之象出現時，就進入練氣化神的大周天過程，自此首先必須防止上、下鵲橋的走漏。所謂「上鵲橋走漏」，是指流鼻涕，丹書中稱為「玉柱雙垂」，或稱「玉柱零」，所謂「下鵲橋走漏」，是指放屁，這兩點都會使精氣走失，必須設法控制。其他各種走漏如眼外視、耳旁聽、思想發岔等也應防止。古代丹書介紹的防止六根走漏的方法是：用木座抵住肛門，莫使放屁。木座狀如饅頭，覆以棉絮使它表層軟和，練功時坐在上面。如果有屁產生時，還要用力收縮括約肌，忍一忍，再加意念使之向內回轉。以此防止下鵲橋走漏。用木夾夾住鼻孔，控制鼻涕外流。同時在練功過程中當氣行到印堂處時，用舌尖緊貼上腭，加意念引氣下行，莫使在鼻根久停。以此防止上鵲橋走漏。另外，還要含兩眼之光，勿令外視，使眼根

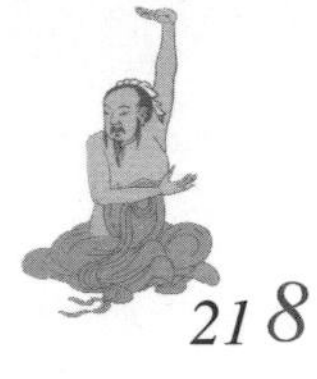

不漏；凝兩耳之韻，勿令外聽，使耳根不漏；唇齒相合，舌頂上腭，使舌根不漏；雜念不生，思想安靜，使意根不漏。

三、金液還丹：金液指唾液。大周天過程是練氣化神的過程，此過程中腎中精氣上升，必然使唾液增多。腎中有金，金為水母，所以稱唾液為金液。所謂還丹，是指練大周天時，需要徐徐用意把口裡的唾液咽下丹田，咽時要閉目下送，好比內視臟腑一般。而小周天的過程是練精化氣，此過程中常會引起性興奮，男子易於生精，女子亦於陰中分泌陰水。陽精陰水稱為玉液，練功時必須把它忍住，使之歸藏丹田，這在氣功學中稱之為「玉液還丹」。大周天與小周天相比，金液還丹比玉液還丹更加重要。

四、乾坤交媾：中國古代道家氣功理論把氣功同八卦緊密結合起來，用八卦的卦義解釋氣功中的玄奧之道，認為小周天用的是後天八卦圖式，大周天用的是先天八卦圖式。根據先天八卦的方位圖，南北為乾坤兩卦，故大周天又稱為乾坤交媾。道家內丹功夫還特別重視坎、離兩卦，而坎、離兩卦在先天八卦圖中處於卯、酉的位置上，所以大周天又稱為「卯酉周天」。

五、打通奇經八脈：小周天通過練氣，主要打通任、督二脈，大周天則要打通其他六條經脈，使奇經八脈全部暢通，只有這樣才能使氣隨意地聚於身體的任何部位。實際上，練大周天所達到的境界因人而異。有的人能打通奇經八脈，有的人只能打通其中的五、六條或一、二條，如有人練到只能使氣在環腰而行的帶脈上運行，左轉三十六，右轉三十六，有人練到只能使氣在十二條正經中的某幾條經脈運行，這些也都算是大周天。

古代道家氣功理論認為，透過長期的小周天、大周天的練習，可由有意識進入到無意識的階段，即一坐下來不加意念就可以周天流轉。到了這個境界，便是進入煉神還虛、煉虛合道、永生無死的成仙階段了。因此，有人把中國傳統的氣功學稱為仙道，把成仙作為氣功所追求的最高理想。

其實，成仙恐怕僅僅是一種理想而已，現實中並不存在長生不老的人，即使有彭祖壽八百歲、徐庶活到清代尚未死等說法，那也只不過是子虛烏有的傳聞。但是，不能因此而否定氣功學的理論。練氣功對回春、養生確實具有良好效果，這早已成為人們的共識，毋庸置疑。

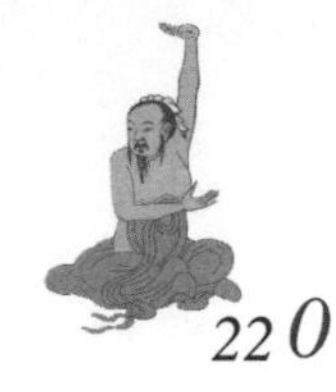

9 華佗五禽戲

華佗是我國漢代的醫學家，他不僅精通內外兩科。給人們治病除疾，並且發揮了前人表演個別禽獸的形象和動作的方法，進一步創作了五禽術，寫下了五禽經（以下簡稱經）傳留後世，讓人們用以保健和延壽，從下面的一首詩中即可了解其醫術特點的概況。詩曰：「華佗醫術內外兼修，取象延壽五禽經留，疾生藥除未生術修，佛心濟世醫術傳留。」

五禽術叫五禽戲。在舊社會裡五禽術瀕於失傳，今為了繼承發揚祖國醫學遺產，讓廣大人民群眾得到它的效益，特將我學習五禽術時的手抄本重新加以整理，介紹出來，以供大家參考。

五禽術是華佗選擇了五種禽獸，即：鶴、熊、虎、鹿、猿，按牠們不同

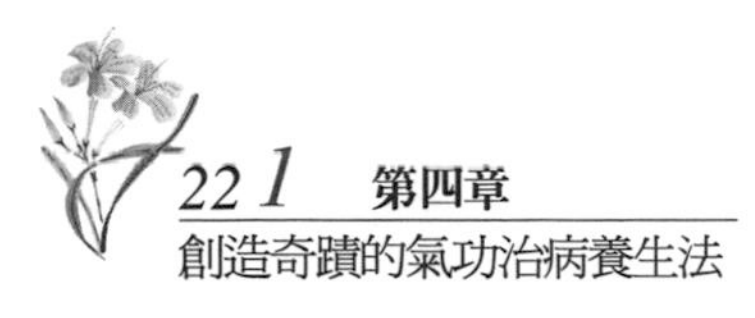

的形象和擅長的動作，分出陰陽五行的屬住，模仿牠們的形象和動作，從中體會出對人體各部位有什麼好處，並把它演變成「拳術式」的動作（古人叫法象），但與普通練拳者不同，不是單用「力」來練肢體運動。五禽術同樣練的是精、氣、神，在此重點是練神（即意），意守部位（即守竅）在上丹田，必須指出，在練氣功達大小周天以後，再經練一個時期，才能練五禽術。

練功時，以思想入靜消除雜念為根本（古書上稱之虛其靈為本），以練神養氣為主體，著重模仿五禽形象之特性（古書稱效其靈性），開始時並以意導氣，用三田（上、中、下丹田）呼吸（重點在上丹田）來配合，使上丹田之氣充足，便於發動肢體運動，使要練的五禽象和身體融合為一，也就是意、氣、體三者結合，以達練精化氣，練氣化神，練神還虛之目的，練五禽術時動作必須從容不急迫，做到完全自然而不勉強。久經鍛鍊，就能使身體關節靈活，筋絡舒展，血脈通暢，食物易於消化，自然身體健壯，少生或不生疾病，五禽經中的「氣」稱為先天靈無之一氣，又稱靈根，祖氣，也就是

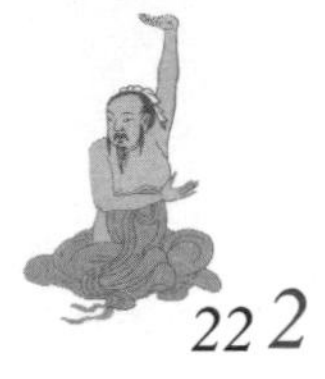

「真命」（沒有此氣，就沒有了命）。經曰：「渾渾、淪淪、恍恍、惚惚、杳杳、冥冥，其中有物，其中有精、似無而含有，似虛而含實」。練氣功有了功夫，即可體會「氣」在周身運行，週而復始，似一圓形，神即真意，又稱靈神，也叫「性」，神動則為機，就是說真意一動即可指揮肢體全身活動，換句話說「意氣」就是「性命」。

練五禽術分三個步驟，第一是肢體動作模仿五禽形象，第二是心意會悟而效其良能，就是深刻體會五禽之動作姿勢和這些動作的優良功能，第三是存神（意）養氣，在入靜後，思想集中於守竅，先練氣，然後用「意」想已學會的每一禽的姿勢動作，肢體隨之自發地運動起來，練功中有陰陽動靜、剛柔虛實，經曰：「動而生陽、靜而生陰，動之始則陽生，動之極則陰生，靜之始則柔生，靜之極則剛生，動而生陰陽，靜而生剛柔，虛實即陰陽，動靜則剛柔，剛柔相推而生變化，陰陽相摩，八卦成象而易其中，無處不合乎陰陽，無處不含乎法象（指形象動作而言）」，說明陰陽動靜，剛柔虛實的產生，以及其相互關係相作用。以下分述五禽術的操練方法及作用。

1、鶴象

鶴是一種靈敏、壽長、善於飛騰之鳥，經曰：「性靈屬火，為離火虛無而飛揚，丹家（即道家）謂之汞象，敢於身內之元（即靈敏性）」，意思就是：按陰陽五行的屬性來說鶴的性靈屬火，按八卦來說是離中南方虛火，特性善於飛翔，汞是道家煉丹氣功的名稱之一，上丹田煉之稱汞，下丹田煉之稱鉛，汞為氣血，鉛為精，要用鶴的形象來練功，就是取其靈敏性，經常按法練習能活動周身筋絡，使關節靈敏，氣通三類（尾閭、夾脊、玉枕）而奔人頂門（腦海），以呼吸往來（指丹田呼吸和體內氣行）使神（意）下上行動而安靜，神靜則氣逆，氣足而生精，神足而化氣，此即三元（元精、元氣，無神）合一。可使體健身輕而延年益壽，若不按法而練，隨自己心意亂行改變，則無所補益，正如詩曰：「鶴苦養身而壽長，靈神（指意）下降人坤方（下丹田），氣通三關虛實敏，

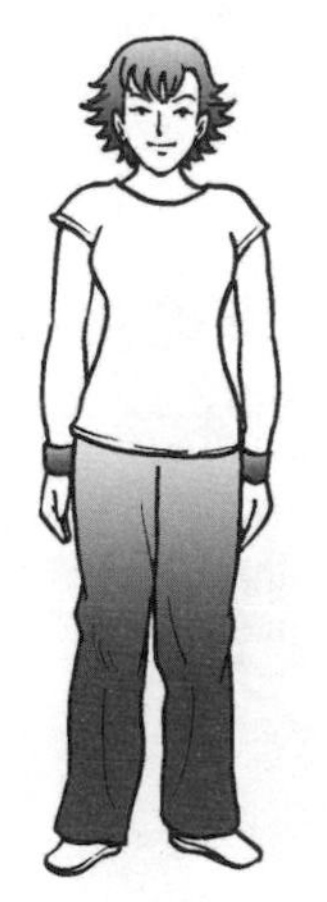

〔圖一〕

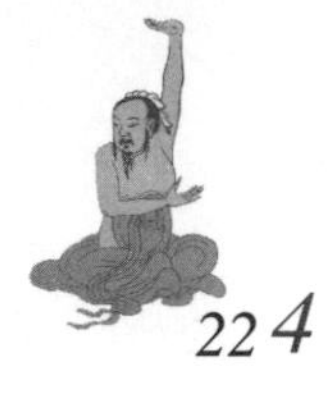

三元會合壽無疆，妙用丹田聯上下（三回往返），須知一體會西東（指周天），至人（指練功人）笑指崑乾頂，分明夾脊有路通（指督脈後三關）」。

練功開始，先做預備式，也叫開始式，古人叫虛無先天一氣式〔圖一〕，其姿勢如下——

立正，面微仰，兩眼微合而平視，脊椎骨要直。兩手下垂，兩腳立正成九十度，思想入靜，摒除雜念，腦子似同虛空，神（意）氣合一下沉，意到下丹田，氣達腳心（湧泉），氣沉得不能再沉時，就上提至上丹田靜守，當守竅已發動（有感覺），即意想要練之禽象，腦子想什麼，就自發地練什麼動作，無論練哪一象，皆由此式開始練起。

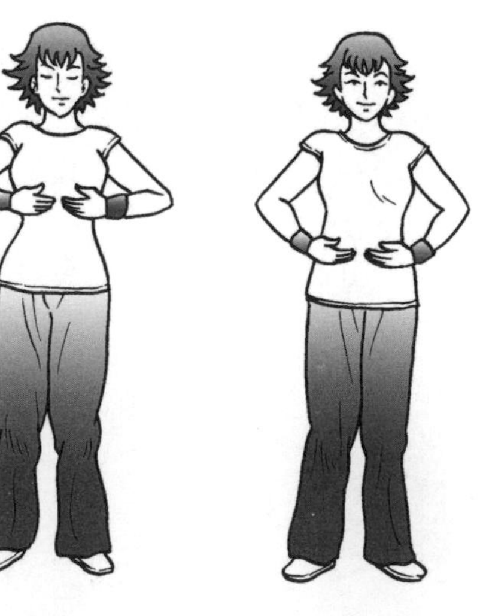

〔圖二〕

〔圖三〕

鶴象分式操作姿勢——

（一）伏翅式：由預備式起，兩手徐徐而起，手心向上，兩手中指相對，平臍。（圖二）

兩手依原式徐徐上起至胸口，同時丹田（指中丹田，以下同）向內綿綿吸氣，此時全身毛孔皆開，謂之辟，再將兩手漸漸下落至臍，同時丹田也要向外呼氣，（鼓蕩充實）此謂闔。這個姿勢，就是以丹田呼吸隨手掌之起落上下活動，反覆進行，不拘其數（圖三）練習純熟後，再換練下一姿勢。

（二）亮翅式：由上式起，兩手胸前向左右分開伸直，兩手心仍向上（圖四），同時丹田綿綿吸氣，兩手心翻向下，漸漸下垂至與臍平（圖五），同時，丹田呼氣並充實，如是上下起落，

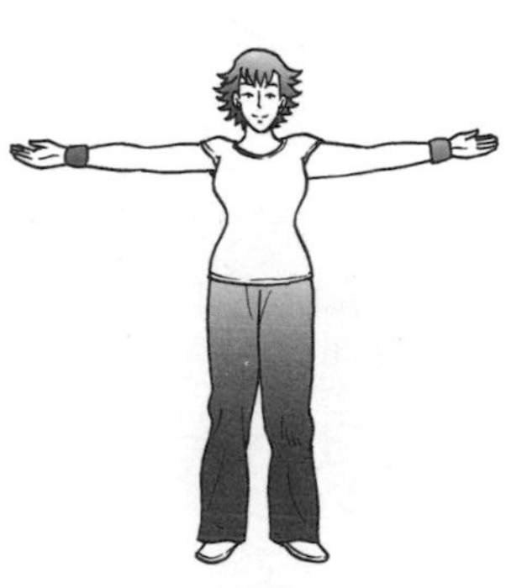
〔圖四〕

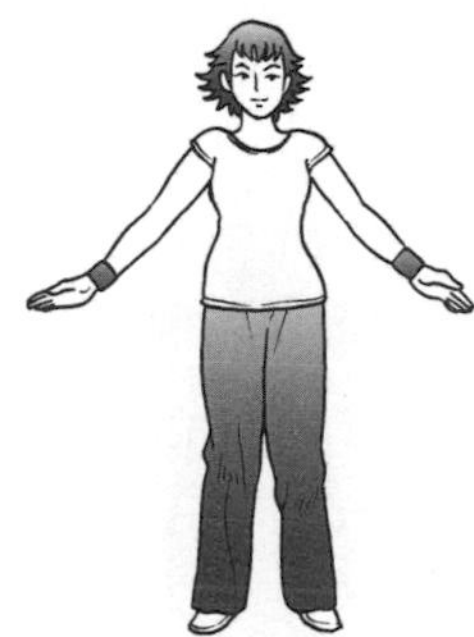
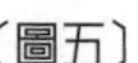
〔圖五〕

〔圖六〕

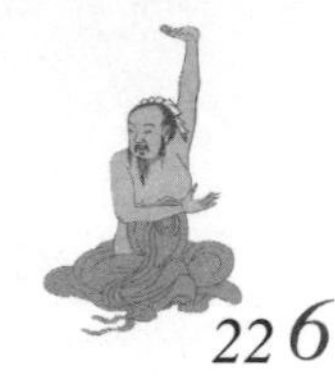

反覆進行，不拘其數。

（三）曲腿展翅式：由上式起，兩手心向下，兩臂上起伸平，同時兩腳心懸起，腳尖點地，兩腿彎曲如弓狀，兩膝向前，臀部下坐至半蹲半坐為止，頭似向上頂，腰與脊椎挺直〔圖六〕。丹田吸氣、練此勢時以慢為妙。然後，兩手徐徐垂下，手與臍平，同時臀腰往上提勁，兩腿漸漸由曲而直，兩腳回復如〔圖五〕，同時將氣呼出丹田充實，反覆進行。

（四）雙翅後擺式：由前式起，兩手向後，手心向上而外擰，擰至不能再擰為止。在兩手向後的同時，頭向上頂，臀部下坐、兩腿彎曲成弓狀，右腳心懸起，腳

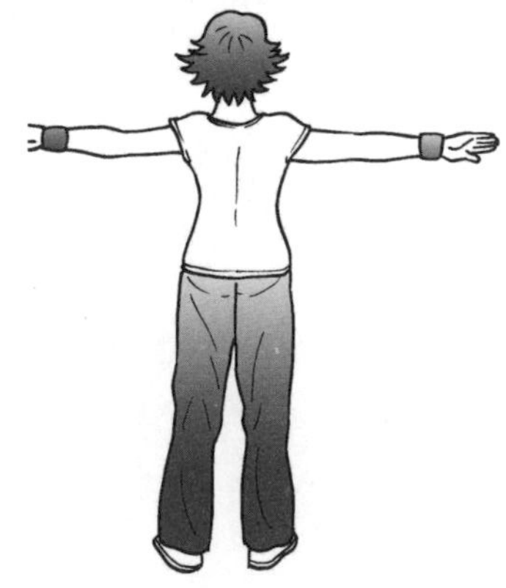

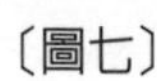

〔圖九〕　〔圖八〕　〔圖七〕

尖點地，丹田吸氣（圖七）。

兩手由擰勁同左右分開，掌心翻向下，兩臂漸漸伸直與肩平，同時，兩腿由臀腰提勁立直，右腳由懸起而復原位，丹田呼氣充實（圖八），反覆進行，不拘次數，每次兩手動作相同，兩腳動作互相替換。

（五）移步前後展翅式：接上式，左腳向前進一步，腳尖點地，屈膝提腳，右膝跪立，兩膝裡扣，同時左臂向後，右臂向前斜上伸，兩手同時向外擰勁，身略前俯，鼻尖與左膝相對，腰直臀坐，丹田呼氣充實，而置於兩腿根上（圖九）。

換步，右腳前進，腳尖點地，屈膝提

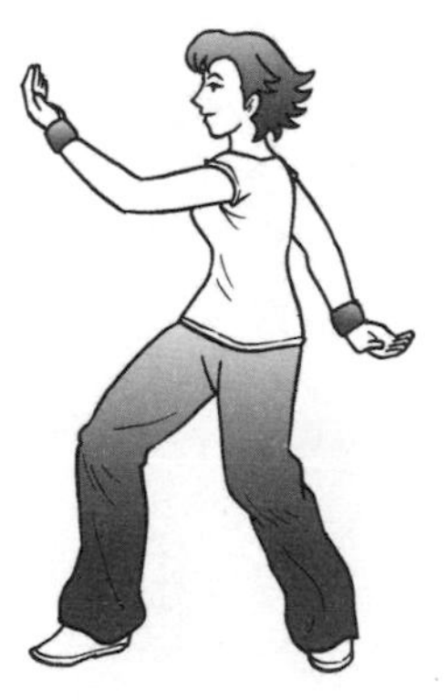
〔圖十〕

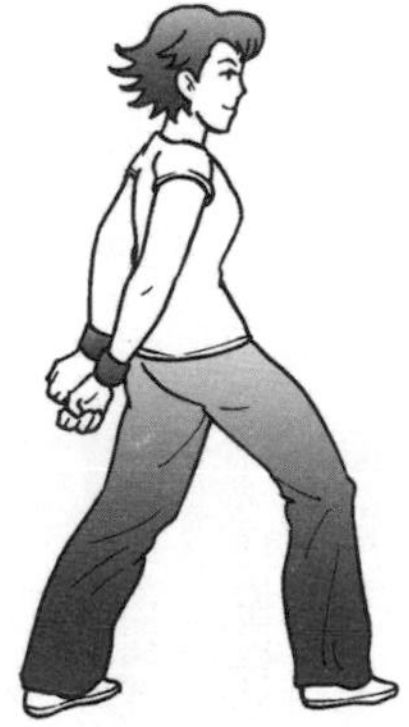
〔圖十一〕

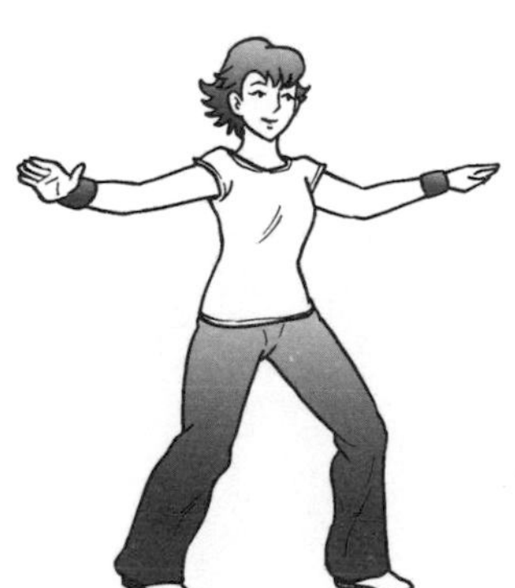
〔圖十二〕

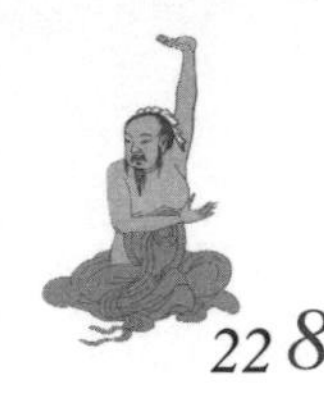

腳，左膝跪立，兩膝裡扣，同時右臂向後，左臂向前斜上伸，兩手亦同時向外擰勁，身亦略前俯，腰直，臀坐，鼻尖與右膝相對〔圖十〕。

（六）轉身移步後擺翅式：接上式（如左腳在前即左轉身，如右腳在前則右轉身。）右腳在前不動，左腳前進向右斜邁步，與右腳成八字形，隨左腳前進眼睛看地時，以擰腰為主，身由右方向後轉，兩腳亦隨之而後轉，轉身後右腳在前左腳在後，同時兩臂向後伸平向外擰勁〔圖十一〕，右轉身法與此相同。只是轉身方向和左右腳前後位置不同而已！左轉身以後不必立即再行轉身，須換步前進時，可兩手左右分開伸平，同時右腳向前進步〔圖十二〕。（如果轉身後右腳在前即左腳向前邁步）如果左腳再行前進，兩臂即再後伸兩手外擰，如是反覆進行，不拘其數。

2、熊象

熊是一種體笨、力大、性情剛直之獸，牠之所以有力主要是用內部氣力，故有熊是「外靜內動」的說法，按陰陽五行

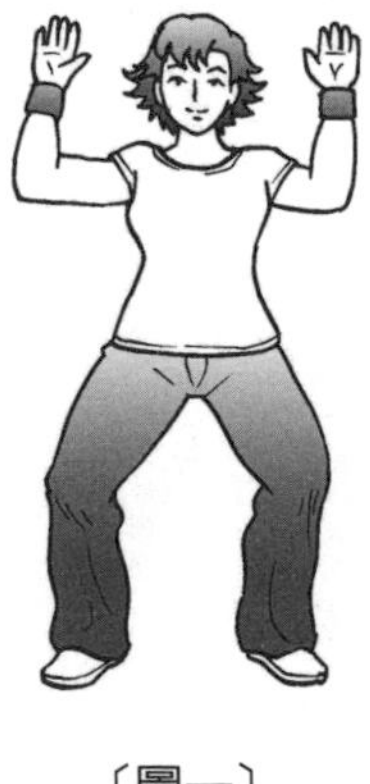

〔圖一〕

來說，熊是外陰內陽，腎中之陽屬水，按八卦來說為坎宮北方之水，採用熊象的動作，就是取其用內在之氣力，這種氣是真正的陽氣，又名真一祖氣。因之練熊象之各種動作，著重於內動而外靜（即更加輕緩），能使腦子更加虛靜，意降坤田（下丹田）而意氣相合，更能把意練好，並使真精化氣，穿關通頂，補還於腦，也就是使小周天能練得更好，假如不按象而練，隨意改變、則真氣不能貫通，四肢百脈不能舒暢，甚至產生不良的感覺，經中詩曰：「先天之氣陰合陽，心中靈根（即意）坤田（下丹田）藏，性命雙修此法象，靈機化生妙無疆」。

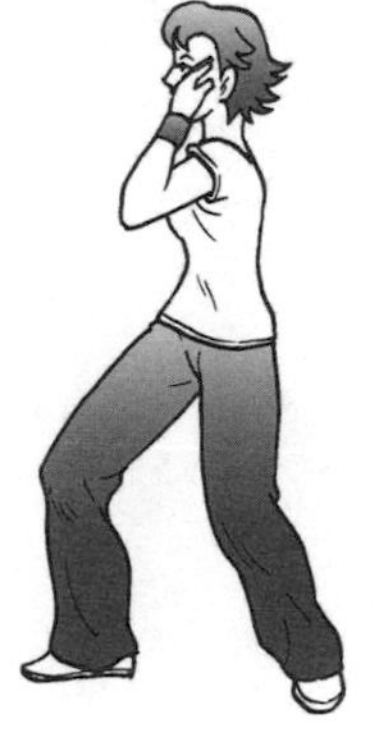
〔圖二〕

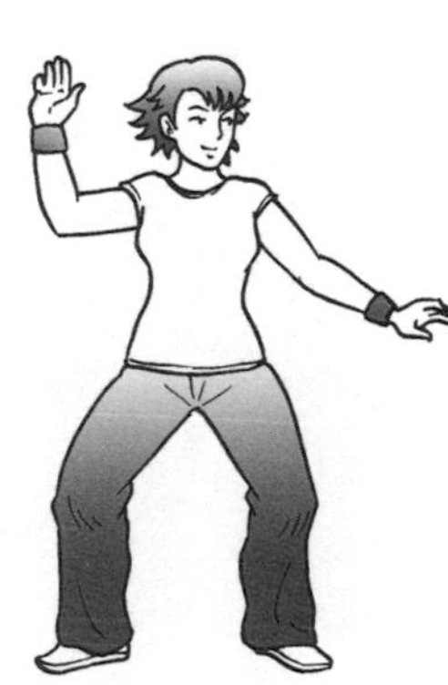
〔圖三〕

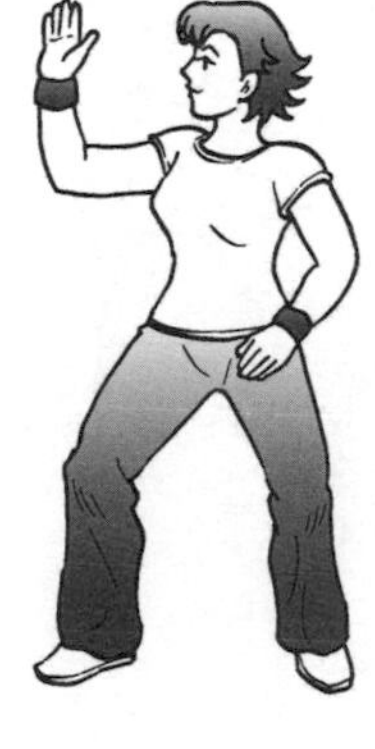
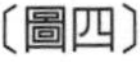
〔圖四〕

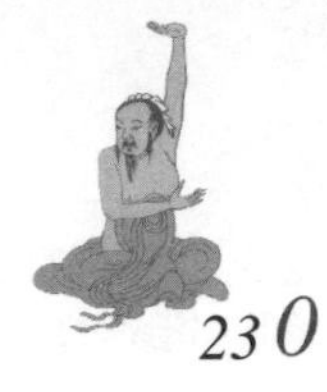

熊象分式操作姿勢——

（一）起立擰身式：自預備式起，曲肘，兩手自前方上舉過肩，手心向上半向前，五指分開，虎口（大食指之間）要圓。隨兩手上起時兩腳分開，腰挺直，臀下坐，兩膝前曲，頭向上頂，似熊立起來的形象〔圖一〕。同時，意守下丹田，使氣充足，便於發動，然後，上身以腰與臀部為重心向右擰轉，擰至不能再擰時，依原式再往左擰轉〔圖二〕，如是演習，其數不拘。

（二）上肢下推式：兩腳不動，兩膝仍前曲，左手隨身腰擰轉時向左下方推出，頭亦向左，目似平視，當左手已推出

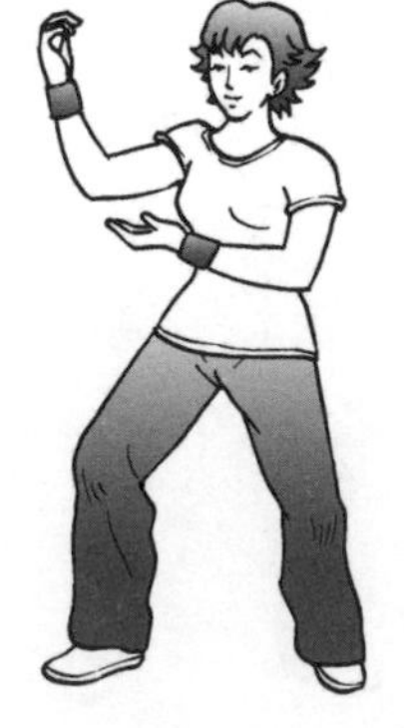

〔圖五〕

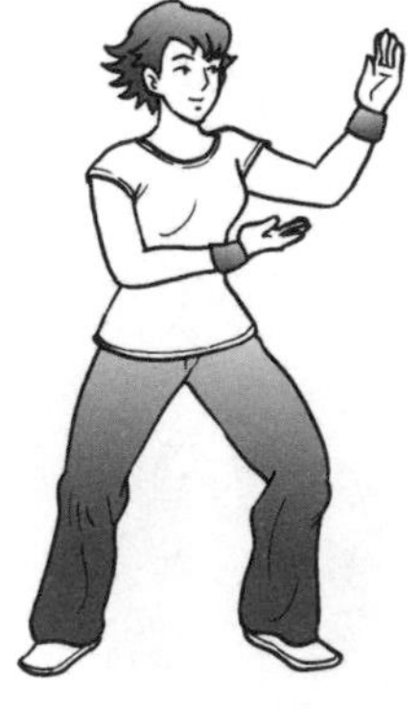

〔圖六〕

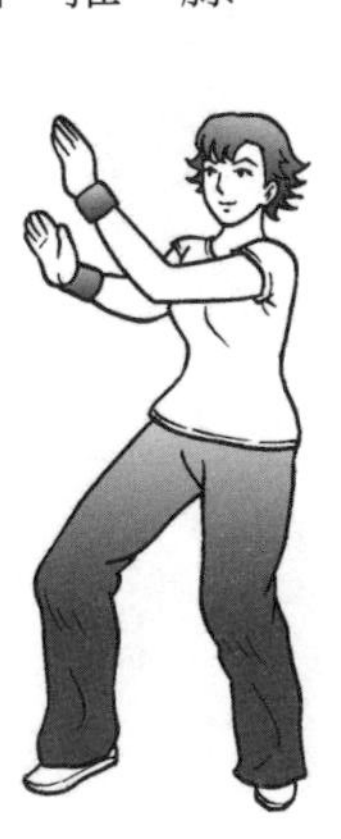

〔圖七〕

時，身腰即向右擰轉，右手亦隨之而向右方推出〔圖三〕，如是兩腳不動，兩手交替及反覆進行。

（三）搖身按手式：依原式正身兩腳不動，左手先順身動而向下按，隨左手上起時，右手下按，同時身腰隨左右手之起落，而前後左右搖擺〔圖四〕。

（四）要物式：仍以原式正身，兩腳不動，兩手手心向上，右手在上斜伸與頭平，左手在下與腹平，隨腰身向右擰時，自左向右移動，如畫半圓形，仍頭上頂，臀下坐，目似注視前方〔圖五〕，由前式隨身腰向左擰轉時，左手伸起與頭平，右手斜下與腹平，自右向左移動，如畫半圓

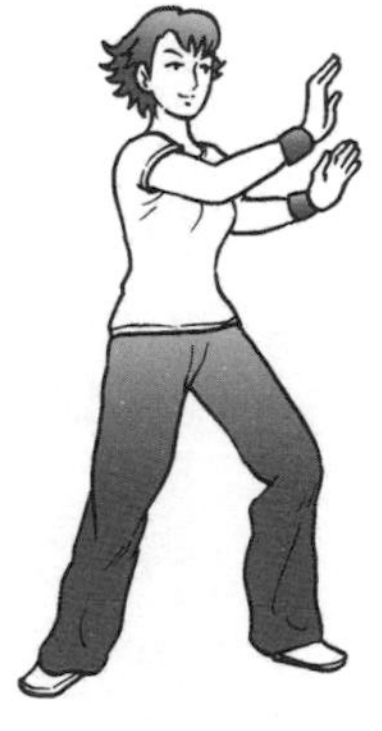
〔圖八〕

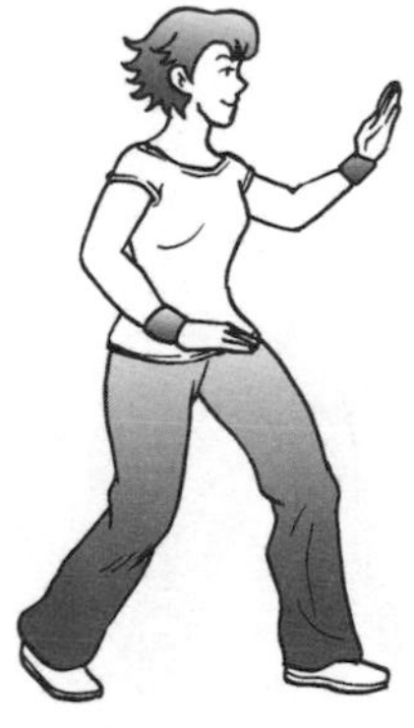
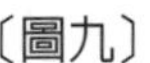
〔圖九〕

〔圖十〕

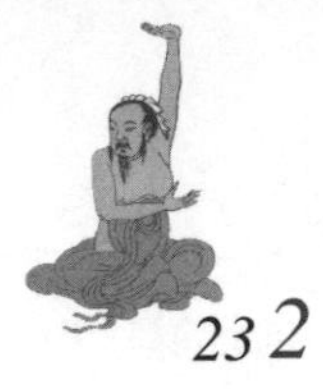

形〔圖六〕。如是反覆進行，不拘其數。在練功時如願隨身腰之左右擰轉，兩手皆向前上伸移動亦可。

（五）抗敵式：兩腳仍不動，兩手同起，左手在上，右手在下。如抱如撐，隨腰身右擰時，兩手手心向右，同時向外用推勁拍出〔圖七〕，繼則兩手隨身腰向左擰轉，變為右手在上左手在下，反掌用推勁拍出〔圖八〕。

（六）指日式：左腳向前進步，左手同時向左上方伸出，臂半曲半伸，右手掌心向下按勁，臀下坐，腰挺直，頭微仰，目順左手向上注視〔圖九〕。繼前式，左腳不動，右腳提起，順左腳內側提向右進步，同時左手向下按勁，掌心向下，右手上伸向右伸出，搖肩提身〔圖十〕。

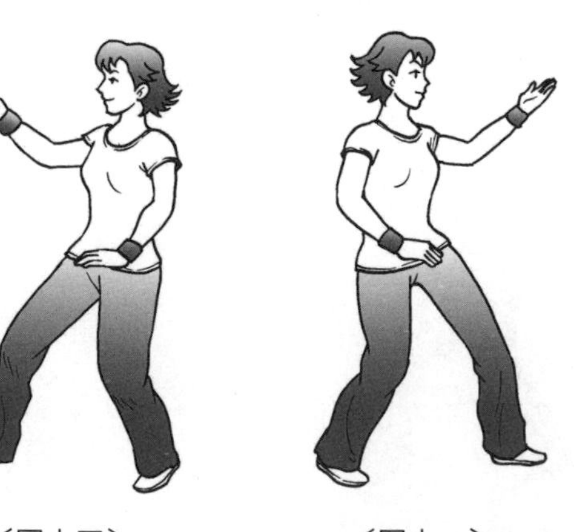

〔圖十一〕　〔圖十二〕

（七）轉身托月式：在上式的運動情況下，遇左腳在前，左轉身，右腳在前則右轉身，右轉身時右腳不動，左腳向右腳旁斜進步，與右腳成八字形，右腳根對左腳尖，在向右轉身的同時，左手向右推出，掌心向外，右手向下按〔圖十一〕，左轉身時左腳在前不動，右腳提起向左腳旁斜進步，與左腳成八字形，右腳跟對左腳尖，在向左轉身的同時，右手向左推出，左手下按，在轉身後（不論左右），向前進時，左或右腳提起；向前進步，左手（或右手）隨左腳（或右腳）前進時掌心向上托，右手下按〔圖十二〕，反覆進行。

3、虎象

虎是一種相貌威嚴、性格勇猛的野獸，從其形象上者，頭仰爪抓，坐胯挺膝，搖首擺尾鼓蕩周身，怒目張望。行速如風雲萬里，目光閃耀，神發於目，威生於爪，怒氣勃勃，神威逼人，嘯聲驚人，

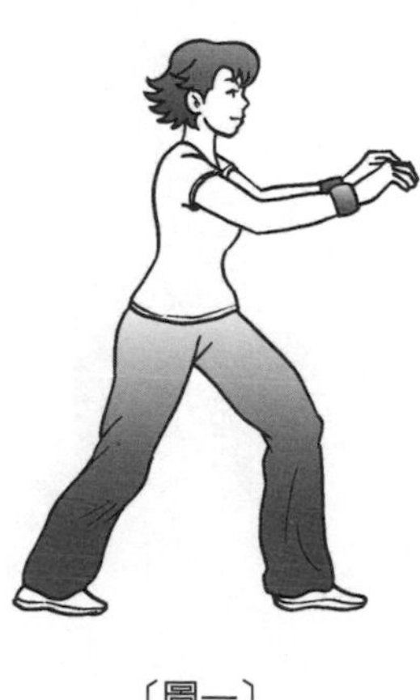

〔圖一〕

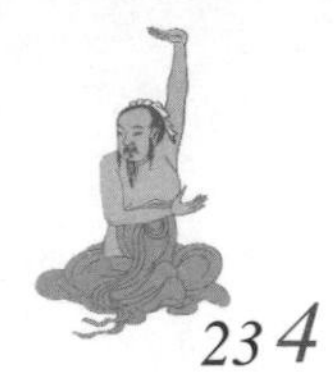

按陰陽五行的屬性來說，虎是外陰內陽，為坎中之水，腎中真陽，仿效其形象，就是取其特性中之神氣（精神），善用爪力、搖首、擺尾、鼓蕩周身之動作。練起功來外剛內柔，外動內靜，練好了，氣通督脈，真精化氣入泥丸宮而長壽，並可去風邪。如果不按真正形象而練，則不能收到應得的效果。經曰：「靈根生處各玄關（實在祖竅），正在人身天地間，內蘊神意外法象，伏住真虎丹可圓。」意思就是說：練功時意守之處在上丹田，練體內意氣之功，發動肢體演變虎的形象，這樣，就可以練得氣通周身。

虎象分式操作姿勢——

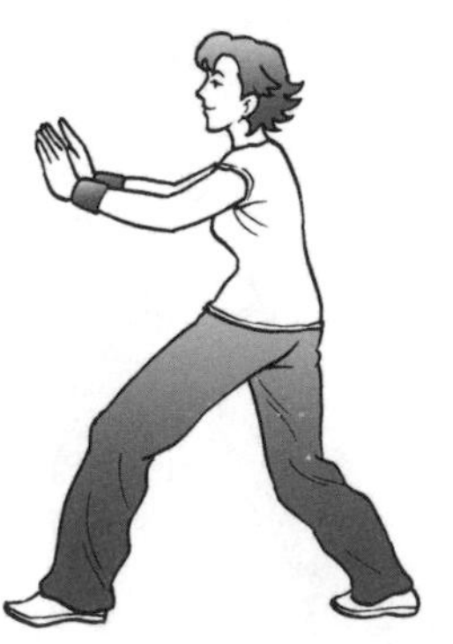

〔圖二〕

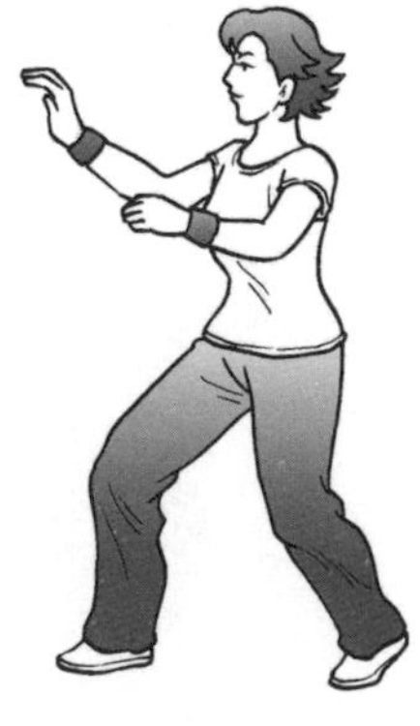

〔圖三〕

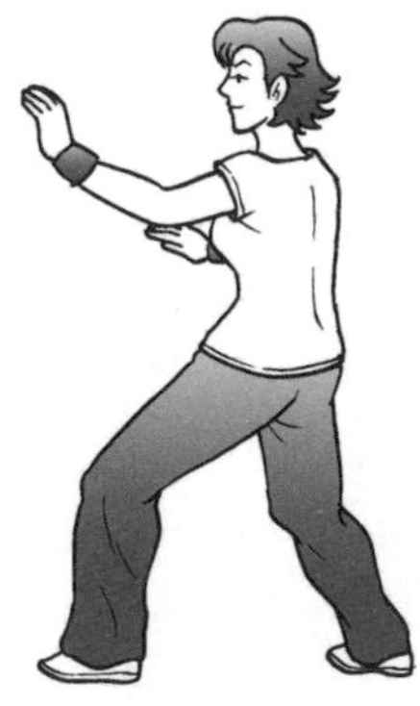

〔圖四〕

（一）左右伏虎撲式：自預備式起，兩腿向下曲，兩手同時攥拳。右腳不動，左腳向前進，兩手隨之上起與胸相平，兩手仍為握拳式，再向前推出抓式，此時手平於上、下丹田之間，五指分開，曲彎成鉤狀，兩大指相對，兩臂曲伸，如抱如撐。肩鬆開，肘下沉，脊骨與腰挺起，身向前伏，臀後坐，膝微上提，腳腕直挺，腳趾抓地，右膝向下跪力，兩膝裡合，小腹著力於大腿根部，鼻尖與左足膝相順成一線，頭上頂，自似怒視大指之中間，使氣下注下丹田〔圖一〕。練此象時以慢為妙，接著右腳先向前墊步，兩手同時抓力攥拳，於右腳提起時向懷內摟勁，拳心向下，當兩拳接近小腹時，右腳再向前進步，中丹田同時綿綿吸氣，隨右腳著地時，兩手撲出，丹田呼氣向外充實。怒目搖首，坐胯挺膝，尤如伏虎進退猛撲之勢，也像猛虎出林的形象。

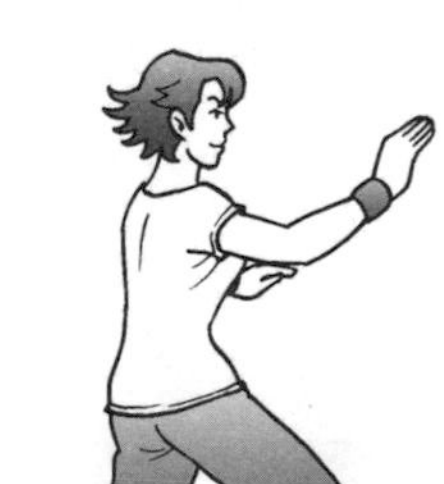

〔圖五〕

（二）回身撲式：繼上式，遇左腳在前，右轉身，右腳在前左轉身。右轉身：左腳尖微向內移動，隨著身從右轉，右腳向左腳旁扣步，成八字形。同時兩手攥拳抓力向下摟勁，摟至小腹，左腳隨轉身向前進步，兩拳同時順胸前伸開成掌，向前撲出，左轉身法與右轉身法相同，只是轉身的方向和移動扣步的腳不同而已〔圖二〕。

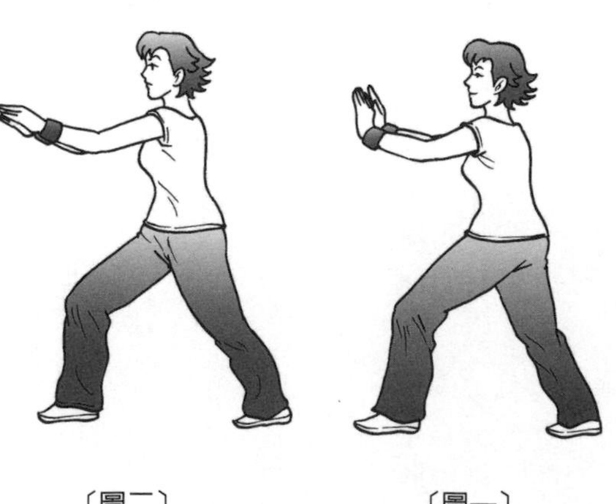

〔圖一〕 〔圖二〕

（三）左右抓力式：虎爪力步行直徑，左腳斜橫向前先墊步，腳尖點地，右腳隨後大進一步至左腳前邊，右手平拳回摟，在右腳前進時隨之向前伸出，掌心向下、指尖與肩平，左手抓力成拳，向回往下摟勁至右肘旁，比肘稍下些，頭似上頂，腳趾抓地，腰挺直，胯下坐，身腰微向前下伏勁，兩臂曲如弓狀，用意著力於指尖（不是肢體用力），氣充丹田，目似向前怒視〔圖三〕，接前式，右腳斜橫向前墊步，左腳隨同向前大進一步，進到右腳前邊，右手隨右腳大進步時向回摟勁，抓力成拳至心口前停住，原來的左拳順右拳旁向前伸開推出，掌心向下，指尖與肩平，精神注意，向前怒視。身體各部位勁、力與前圖同（圖四），左右交替，不拘其數。

（四）爪力回身式：在演上式情況下，如欲轉身反向前進，遇左腳在前就向右回身，右腳在前則左回身。右回身法是：左腳回扣與右腳尖對成八字形，身隨右腳跟由右向後擰而轉回，右腳亦隨著向前進步，左手在回身時向懷裡摟勁，抓力成拳，拳對右肘下，同時右拳上起看頂，隨回身時向前伸開撲出，形象與上式同（圖五）。

4、鹿象

鹿是一種壽長、性靈的良獸，其所以能長壽，是由於善運尾閭，而接通任督二脈。督脈乃是真陰真陽二氣上升之大道。效仿鹿的形象來演練功夫，就是取其善運用尾閭而能長壽的特點，也就是效其良能而以術延壽，練功時用意引氣順上身（小周天之路線）循環，就會使體內之氣旋轉，與練靜功相

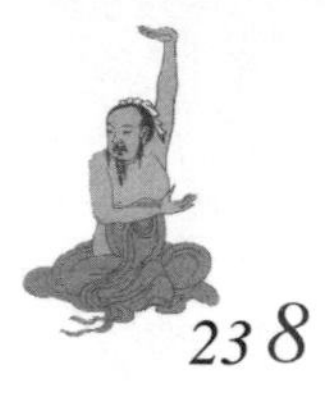

同。練好了甚至可以看見光明（確有其事），如經中說：內蘊其意則使乾坤（將人身以作小天地）旋轉，氣行周天而靈神、靈氣、覺明。肢體效仿鹿象可通周身之筋骨，全身血脈通暢。練好了（經中稱法象順）可使真精化氣，入泥丸與下丹田；練不好則氣不能通（道教稱河車不轉，佛敦說法輪不轉），真精不化，當然收不到應得之效。經中詩曰：「消息呼來降坤田（指下丹田），法輪呼轉本固源（任督脈），玄關大道練汞鉛（道教稱氣為練丹，汞鉛凝結之氣即丹），擺運回車上萬山，入門妙在牢關鎖（守竅），一氣陰陽自循環」。意思是說：練鹿象時通過將丹田之氣放於尾閭，就可以接通任督二脈，使氣通周身（即周天）。並指明能否練好的基本關鍵即在於對守竅能否守好。

練鹿象姿勢不多，主要在於配合體內之運氣。開始由預備勢起，左腳向前進，隨左腳前進時，兩手平肩向前伸出，手心向前，左腿成弓狀，但膝不能過腳，右腳向後蹬直，這叫「前弓後蹬」，頭上頂，腰挺直，丹田之氣放於左腰根部，即尾閭之左邊，以意引氣按小周天路線循環一圈以至數圈（圖一〕。接前式，兩手不拉回，左腳不動，右腳前進，右腿成弓狀，左腿向後蹬直，頭腰如前式，丹田之氣放於右腰根部，即尾閭之右邊，以意引氣按小周天路線循環一圈至數圈〔圖二〕。練此式時，每換步後的定式時間可長可短，氣轉周天之數亦可多可少，左右換步，亦不拘數。

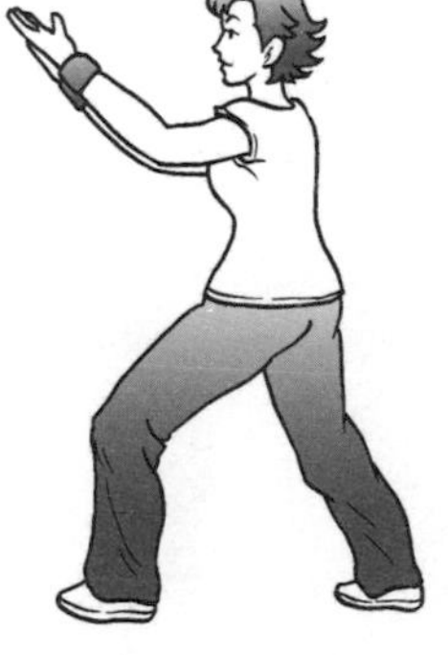
〔圖一〕

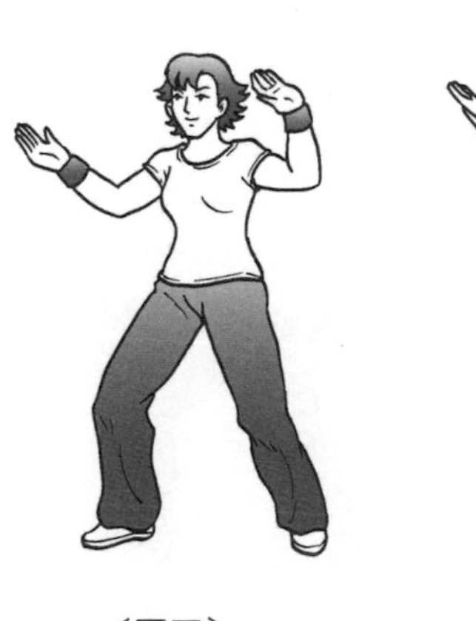
〔圖二〕

5、猿象

猿是一種機警、靈活、好動的動物。按陰陽五行的屬性來說，其性屬土，是陰性的。依八卦的屬性來講是坤卦地象。古人認為人的思想與猿性相似，經常亂動不定，極易損傷三元（精、氣、神）之寶，即所謂「拴不住心猿意馬」。如華嚴經中說：「菩提種子」，心是人之靈明一竅。人心好動，出入無時，莫知其鄉，故名之為猿。又道經云：「意馬拴住為立命」，意思也就是

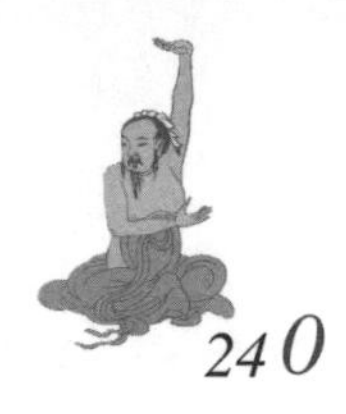

說：如能經常鍛鍊使思想安靜，就可以使身體健壯而長壽，取猿象練功夫，就是外練肢體運動的靈活性，內練抑制思想活動，以改變其動亂無定的情況。經中說：「內練凝神」，練好了，就可收到思想清靜，氣通全身，身輕而健壯，即所謂：「心內虛空，而神氣圓滿」。練不好就不能收到應得的效果。

猿象分式操作姿勢——

（一）獻挑式：自預備式起，右腳不動，左腳向前進步，兩手隨左腳向前進步，掌心朝上一併上起，向前伸出，左手伸至齊頂，右手在左手腕旁，五指張開，頭上頂，臀部下坐、擺尾、搖肩、晃身

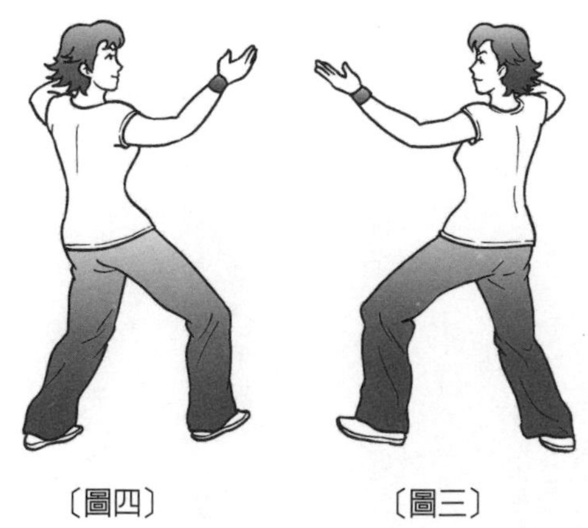

〔圖三〕　〔圖四〕　〔圖五〕

〔圖一〕。演猿象要注意慢演，凝神聚氣，按法動作，以練其神（意）。

（二）左右擰勁式；按上式，左腳不動，右腳向前進步，左右兩手陰陽相合，與腳前進的同時，一齊向左擰勁，隨擰隨動，右手擰至手心朝上，前伸與鼻齊，左手後撤擰至手心朝外與眉齊。兩臂皆半伸，兩股相坳（即凹進去），右肩向左隨身腰擰勁〔圖二〕。注意動作要慢，肢體動作完畢停住後，再進行下式的動作。

右腳不動，左腳向前進，左右兩手隨左足前進時，陰陽合一，並一齊向右擰勁，擰至左手心朝上、向前與鼻齊，右手回撤擰至掌心朝外與眉齊平，兩臂半屈

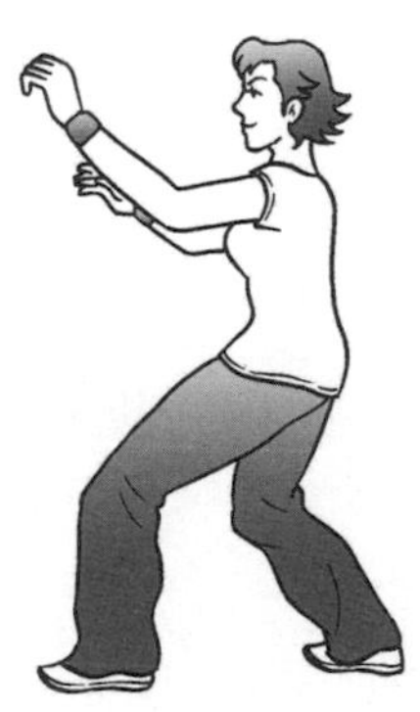
〔圖六〕

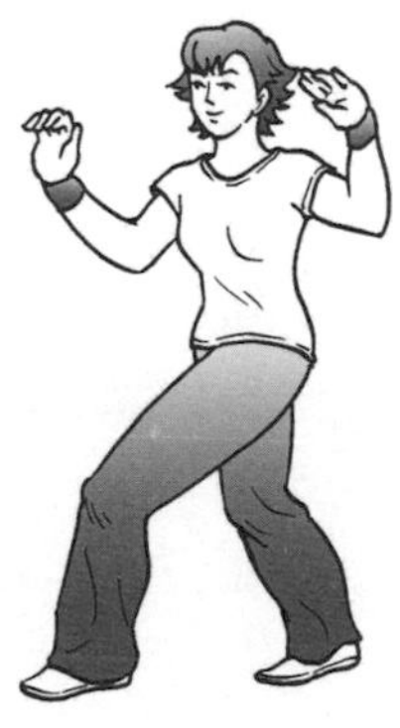
〔圖七〕

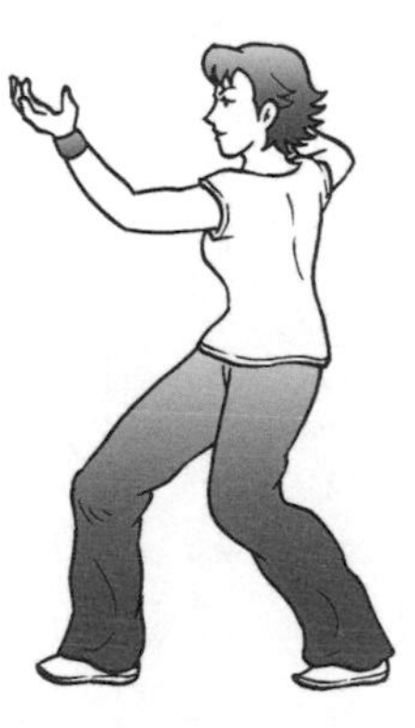
〔圖八〕

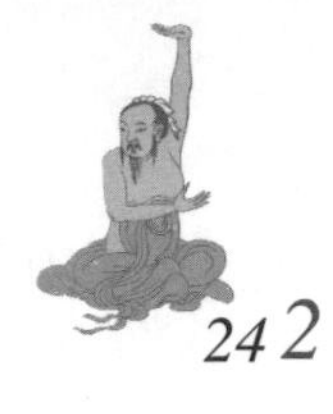

伸，兩股相坳，左肩向右隨腰身擰勁（圖三），如是左右交替進行，不拘其數。

（三）轉身式：繼上式，若左腳在前右轉身，右腳在前則左轉身，右轉身法：右腳不動，左腳向右腳旁移步，腳尖對腳尖，合成八字形，隨即從右向後轉身，右腳同時前進，左右兩手仍依上式向右擰勁，身法神意與上式右擰勁法同（圖四中），左轉身法只手腳和轉身方向不同，其餘與上式左擰勁法同。

（四）回頭望月式：自猿象開始式起，右腳斜左稍後退，左腳尖斜橫向右轉身進步著地，兩股相坳，左右兩手亦隨轉身向後擺動，俟左腳著地，手仍不停順右膝向前直伸，然後兩臂稍回曲、再行以右手臂向左膝前伸、掌心朝下，左手伸至右肘旁，手心也向下，腰身向下伏勁，頭向後扭，目似向後上視，如同望月，這是猿象的第二步練法（圖五）。

（五）摘果式：接上式，右腳微向內合成斜橫形，左腳後退平橫著，隨即向左轉身，左腳邁步蹬出不停即落地，成順勢（兩腳成丁字步）後轉時是身隨步轉，左右兩手臂隨左腳落地放順時，向左橫擺過來一齊伸出，左手伸出與頭頂相齊，右手伸至左手腕後，兩手心皆向下，手指張開抓力，兩臂皆半屈，兩股相坳，頭頂胯墜，臀後坐勁，目順右手前視〔圖六〕。

（六）墜枝式：左右兩手不動，隨兩臂之擰勁，一齊向左擰勁，身腰隨之而扭，擰至左手掌心朝外，手與眉齊，肘與肩平，右臂與左膝對正，掌心向下前伸與項平〔圖七〕，左腳不動，右腳向前進步，左右兩臂同時一齊向右擰，橫力伸出，右手心朝下，伸至高與頂平，左手心朝上伸至右手腕後，兩臂屈伸，指合抓力，搖肩提身〔圖八〕，左右交替，不拘其數。結束時，收歸於預備式，休息。

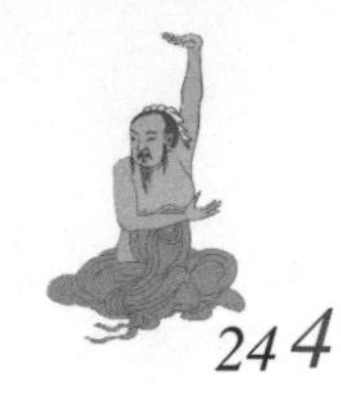

10 八段錦

八段錦是我國古代的一套保健功法，流傳至今約有八百年的歷史，本功功法比較簡單，易學易練，效果顯著，適合於老、中、青各類人士的鍛鍊，有文武兩種，這裡是「武八段」。

第一段：雙手托天理三焦

預備式：自然站立，全身放鬆，兩臂自然下垂於體側；頭正頸直，口微閉，舌尖輕抵上顎；二目向前平視，寧神靜氣不亂思〔圖一〕。

動作一：左腳向左跨一步，兩腳平行

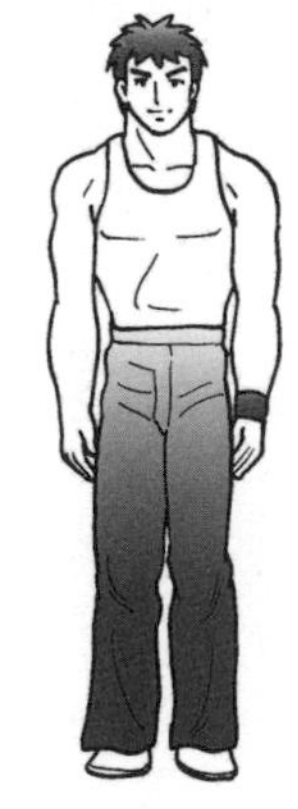

〔圖一〕

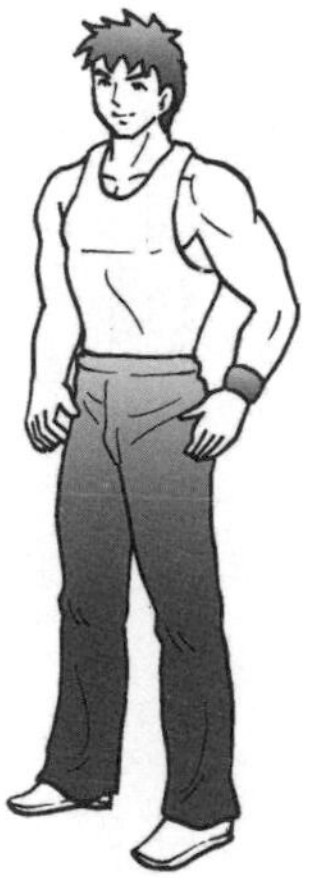

〔圖二〕

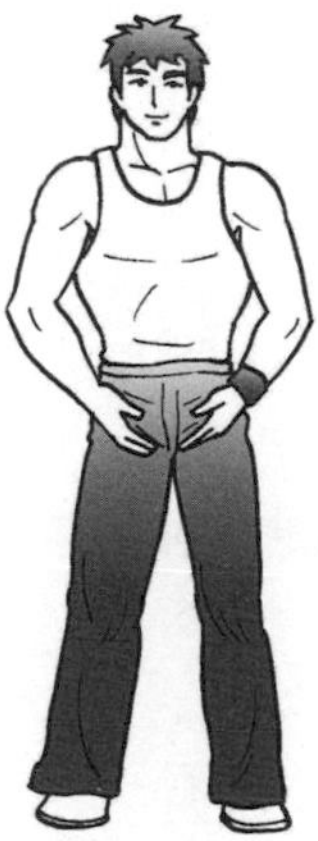

〔圖三〕

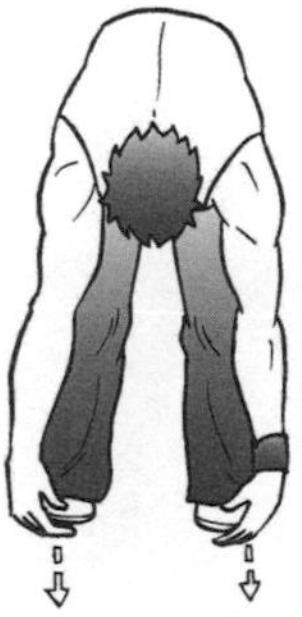

〔圖四〕

站立（與肩同寬）；兩肘向外撐開，使臂成弧形；兩掌心隨之斜向上；目前平視（圖二）。

動作二：兩掌向體前弧形移動至小腹前，掌心向上，兩掌中指相對（不接觸）（圖三）。

動作三：兩掌向左右拉開，（沿腿的中線向下），掌心仍向上，同時慢慢向前下腰，至兩手下到兩腳前（圖四）。

動作四：兩手向前推送，並向上如捧重物，上體同時抬起成直立；當兩

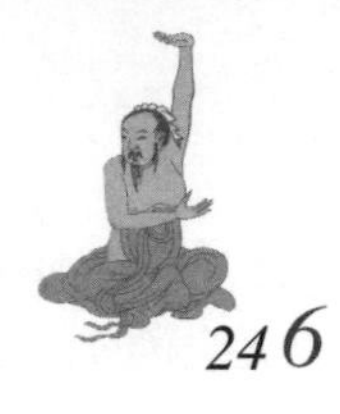

手至頭前上方時，兩臂內旋，使掌心向上。上體微後轉，兩手用力上托（掌指相對），同時兩腳下踩。目隨視雙手（圖五）。

動作五：上動稍停片刻，兩臂外旋，使掌心向內，經臉前向下過胸至動作二姿勢（圖三）。

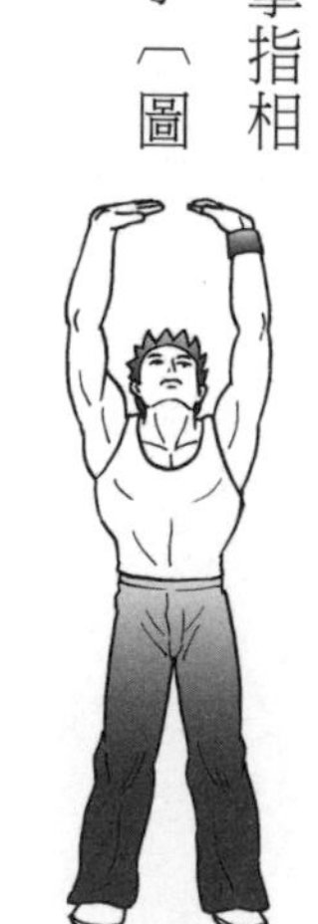

〔圖五〕

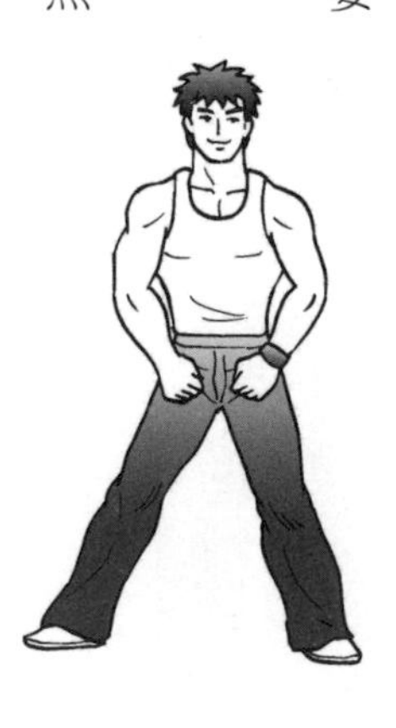

〔圖六〕

〔要點〕

一、共做九遍，呼吸要求順其自然（以下均同）。

二、動作連貫，均勻，無停頓處。

三、向前下腰時，腿要伸直，加手不能觸到腳背，即不勉強，盡力向下做，日久就可觸到。

四、雙手上托時，意念要有撐天之力，使全身關節撥開。

五、「理三焦」，三焦是傳統醫學所指心臟屬上焦，脾胃屬中焦，肝腎屬下焦。

第二段：左右開弓似射鵰

動作一：由預備勢左腳向左橫跨大步；兩手半握拳，至小腹前，拳眼相對〔圖六〕。

動作二：兩腿下蹲成馬步，同時，兩拳上提至膻中穴（兩乳中間）處，拳眼向上〔圖七〕。

動作三：左掌向左平推似握弓把狀，拳眼向上；右掌向左恥後拉，拳眼向上，大小臂折疊與肩平似拉弓弦狀，眼視左拳〔如圖八〕。當「弓」拉滿後，兩拳握緊，瞬時即鬆，這樣一緊一鬆共做九次，然後還原。

〔要點〕

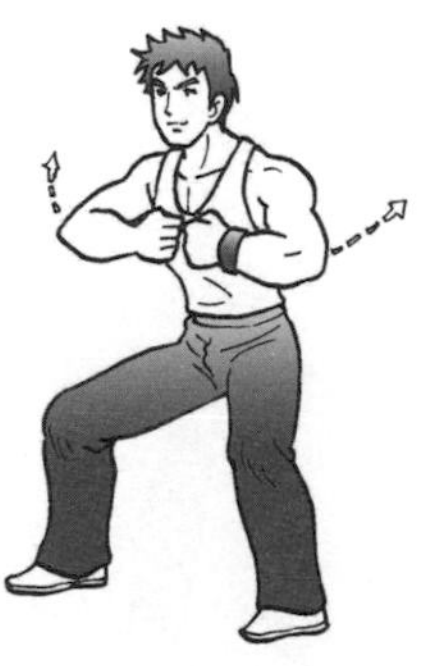
〔圖七〕

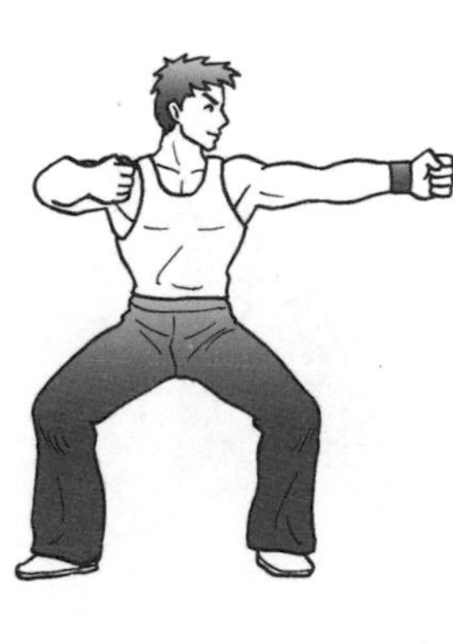
〔圖八〕

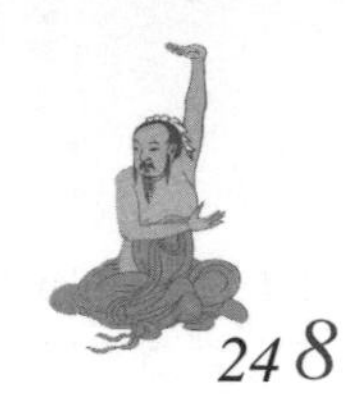

一、做馬步時，可根據自己的能力，可高可低。

二、向左拉「弓」九次後，將左腿收回；同樣出右腿再拉「弓」九次，拉弓時要沉肩。

三、做馬步時要立腰、斂臀。

第三段：調正脾胃須單舉

動作一：由預備式左腳向左跨一步，兩腳平行站立，與肩同寬。左手向前弧形移動至臍下小腹處，掌心向上；同時，右手握拳，弧形後移至命門穴處，拳背緊貼命門穴（圖九）。

動作二：向前下腰，同時，左掌順兩腿中線處下至地面，（圖十）。動作不

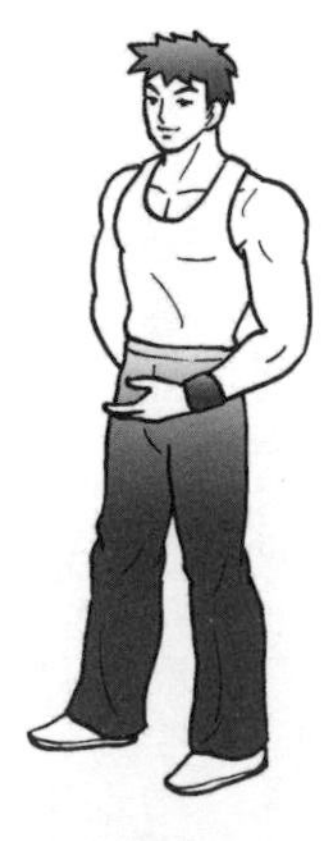

〔圖九〕

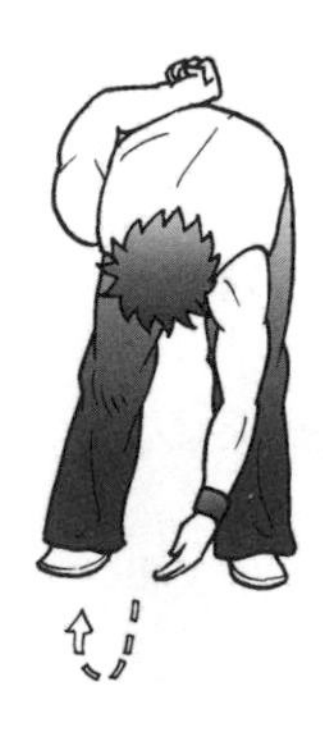

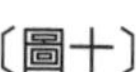

〔圖十〕

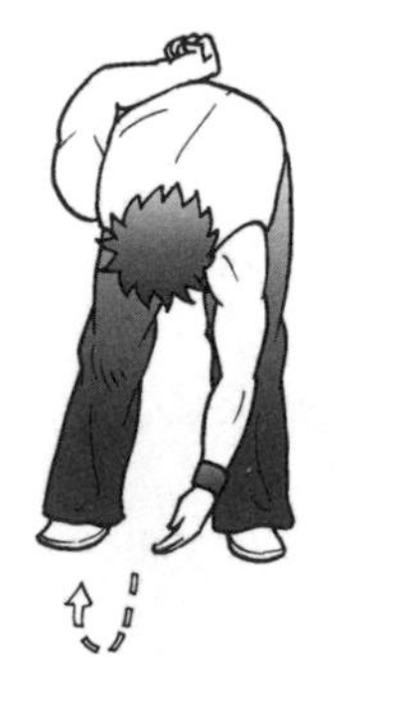

〔圖十一〕

停，手向前推送，並向上如捧重物，上體同時抬起成直立；當手至頭前上方時，臂內旋，使掌心向上；上體微後仰，左手用力上托，掌指向後，同時兩腳下踩，目隨視左手〔圖十一〕。

動作三：上動稍停片刻，上體略向右轉，同時左掌向下落至身後變掌（半握）、緊貼在命門處，右拳變掌，弧形移至臍下小腹處，同時上體略向右轉正〔圖十二〕。

動作四：同動作二，唯右手進行。

〔要點〕

一、同第一段要點2、3、4。

二、用轉腰之勁帶動兩臂換位，動作

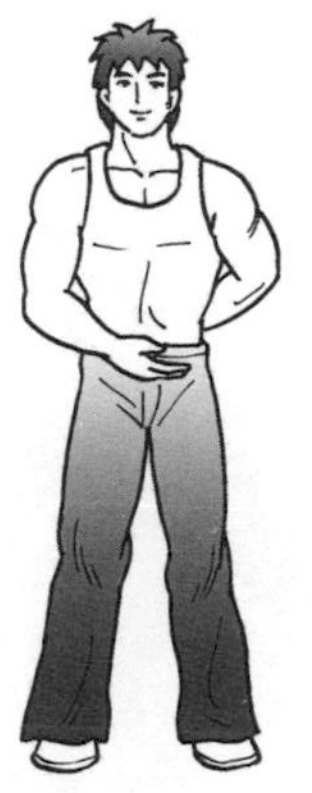
〔圖十二〕

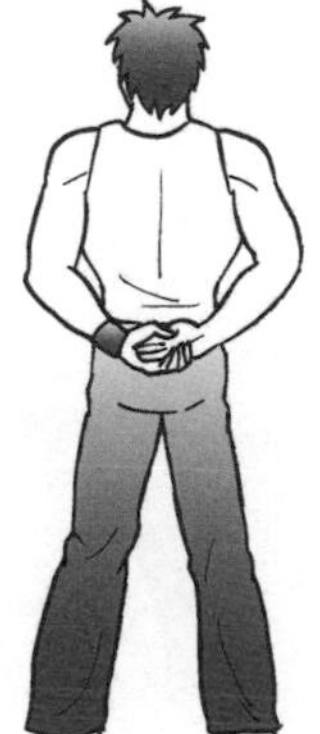
〔圖十三〕

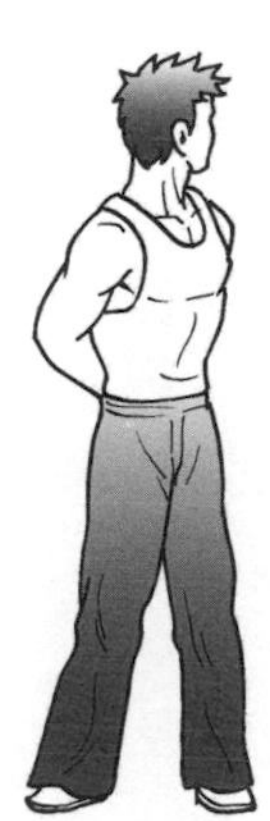
〔圖十四〕

要協調。

第四段：五勞七傷向後瞧

動作一：由預備式左腳向左跨一步，兩體平行站立，與肩寬，右掌移向後背後，用外勞宮穴緊貼命門處，左掌外勞宮穴與右掌內勞宮穴相合，二目向前注視片刻〔圖十三〕。

動作二：以腰為軸，盡量向左後扭轉；二目平視相隨，至極點後凝視片刻〔圖十四〕。

動作三：向右轉回還原，再向左扭轉。

〔要點〕

一、左、右各做九次。

二、轉腰要柔和，雙腳不可動，要使

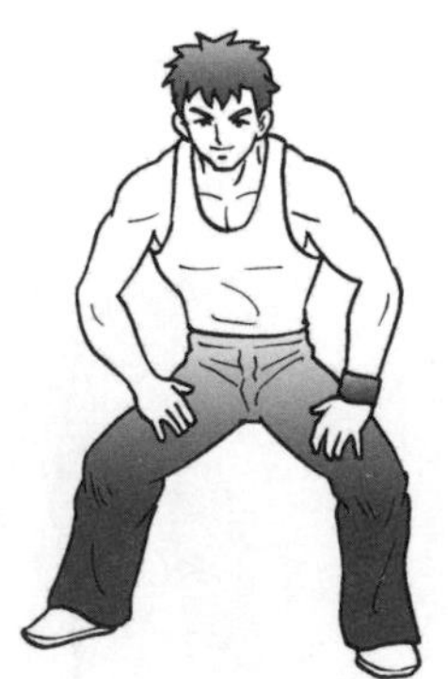

〔圖十五〕

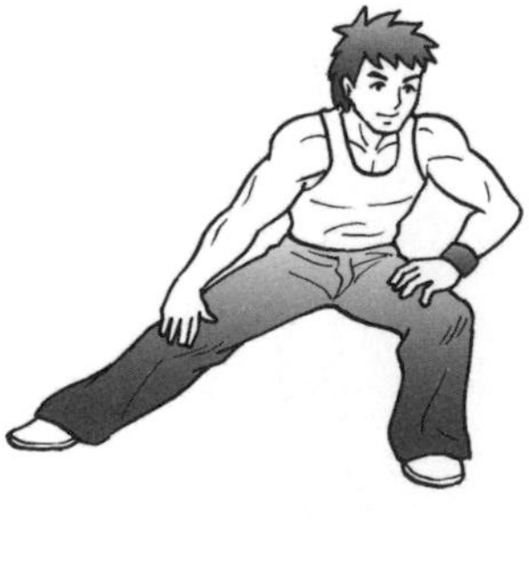

〔圖十六〕

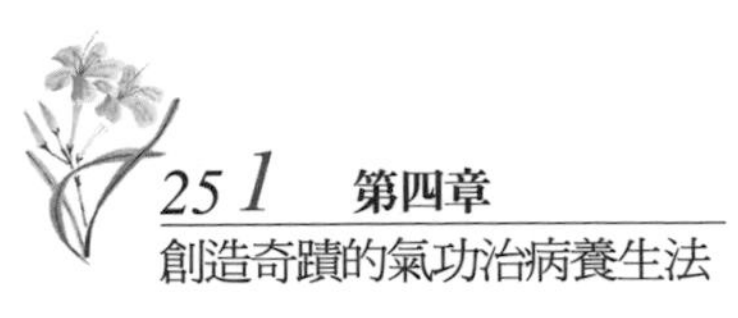

腳尖正對前方，上體不可前俯後仰，保持立身中正。

三、「五勞」是指勞心、勞肝，勞脾、勞肺、勞腎。「七傷」是指傷喜、怒、憂、思、悲、恐、驚等七情。

第五段：搖頭擺尾去心火

動作一：由預備式左腳向左跨一大步，略下蹲，同時上體稍前俯，雙手反掌按在大腿四頭肌上（圖十五）。

動作二：以腰為軸上體向左擺動，同時，右腿及右臂伸直（圖十六）。

動作三：同動作二，唯方向向右。

〔要點〕

一、動作協調緩慢，幅度要大，擺頭、蹬腿、直腰要一致。

二、頭部上體保持一平面上，眼神向

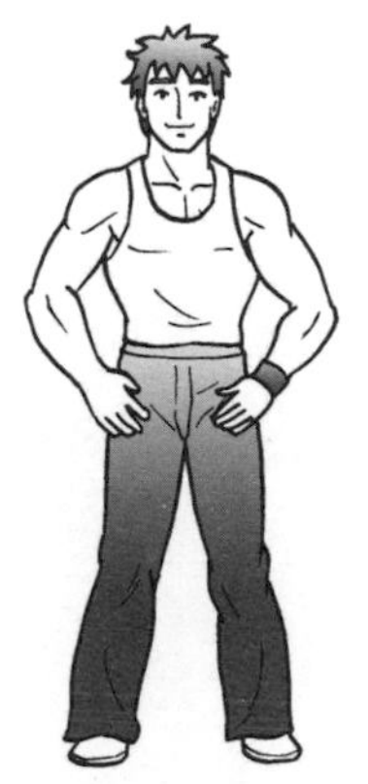

〔圖十七〕

〔圖十八〕

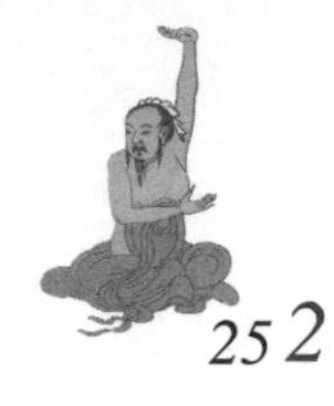

斜下看，不可低頭或抬頭。

三、左右各做九次。

第六段：兩手攀足固腎腰

動作一：由預備式左腳向左跨一步，兩腳平行站立，與肩同寬，兩臂前抬並內旋，反掌按在大腿根部（拇指在腿外側）〔圖十七〕。

動作二：向前下腰，兩手分別順腿下推，使中指按在太溪穴（足內踝凹陷處），拇指按在崑崙穴（足外踝凹陷處）〔圖十八〕。

〔要點〕

一、如兩腿伸直下腰，雙手按不到穴位時，腿可稍彎屈。

二、按住穴位後，要稍加用力。

第七段：攢拳怒目增氣力

動作一：兩腳平行站立，與肩同寬；兩手慢慢半握拳、拳心向內，放到臍下小腹處。

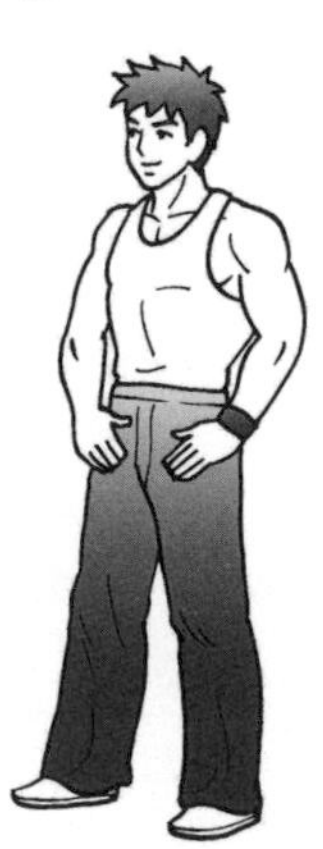

〔圖十九〕

動作二：兩拳逐漸用力攢緊，攢實，同時，慢咬牙，怒目（瞪眼），頭微上頂，兩拳移到小腹兩側部位（圖十九）。

動作三：放鬆還原成動作一。

〔要點〕

一、動作要緩慢、柔和。

二、攢拳、咬牙，應同時完成。

三、攢拳時兩臂有向外撐之力，同時頭向上頂。

第八段：背後七顛百病消

動作：由預備式、左手移向背後，外勞宮穴緊貼命門穴，右手背貼在左手掌上，用左手中指和拇指相捏；同時雙足跟提起，做上下顛動七次。

〔要點〕

一、上下顛動要有節奏，足跟不可著地。

二、左手外勞宮穴要緊貼命門穴。

〈全書終〉

國家圖書館出版品預行編目資料

古代帝王回春術／臥龍村人 著，-- 修訂一版 --
；一新北市：新BOOK HOUSE，2018.05
面；　公分
ISBN　978-986-95472-9-1　(平裝)
1. 健康法

411.1　　107005545

古代帝王回春術

臥龍村人　著

〔出版者〕新 BOOK HOUSE
電話：(02) 8666-5711
傳真：(02) 8666-5833
E-mail：service@xcsbook.com.tw

〔總經銷〕聯合發行股份有限公司
新北市新店區寶橋路235巷6弄6號2樓
電話：(02) 2917-8022
傳真：(02) 2915-6275

印前作業　東豪印刷事業有限公司

修訂一版　2018年05月